To be human being is an honor, and we offer thanksgiving for all the gifts of life.

Mother Earth, we thank you for giving us everything we need and the essential oils from nature is just too precious. Thank you Young Living for giving us all these wonderful gifts that make our world a better place.

With much love and special thanks to my parents, Mr.5 and my Twin Flame, Katie for always giving me permission to be who I am, hence giving me so much allowance to pursue my dreams.

Thank you team of 1419 (Prince, Donic, Jacqueline, Kinki, Katie) for your super teamwork. Thank you to the Publisher and Karson, who dare to take a road less travalled by giving me this opportunity to publish this book. Together we have created this miracle to benefit the human race!

And most of all, THANK YOU, to all of YOU, for your support and trust.

Divine gratitude.

《精油100問》

作者：Winnie Leung

封面設計：Winnie Leung,
Prince Chan@1419, Donic Fung@1419
內文設計：Prince Chan@1419
內文照片：Prince Chan@1419
形象指導：Katie Kan@1419
其它統籌：Jacqueline Mang@1419, Kinki Chan@1419
電郵： k@fourteennineteen.hk

出版：今日出版有限公司
地址：香港 柴灣 康民街 2 號 康民工業中心 1408 室
電話：（852）3105 0332
電郵：info@todaypublications.com.hk
網址：http://www.todaypublications.com.hk
Facebook 關鍵字：Today Publications 今日出版

發行：泛華發行代理有限公司
地址：香港 新界 將軍澳工業村 駿昌街 7 號 2 樓
電話：（852）2798 2220

網址：www.gccd.com.hk
出版日期：2016 年 7 月

印刷：大一印刷有限公司
電郵：sales@elite.com.hk
網址：http://www.elite.com.hk

圖書分類：美容健康
第三版日期：2016 年 9 月
ISBN：9789887706922
定價：港幣 128 元 / 新台幣 570 元

聲明

本書所提供的訊息僅供參考，並無意取代醫生或其他健康照護專業人士所提供的建議，亦無意取代任何產品標籤或包裝上所標示的訊息。本書的內容不該用於任何健康問題的診斷或治療用途，亦不可當作任何藥物處方或其他治療方式。在開始進行任何飲食、運動、營養或精油補充療法之前，或接受任何藥物治療之前，或懷疑自己的健康出問題之前，或任何已知道自己健康出現狀況如：懷孕、各種疾病等，請務必先徵詢健康照護專業人士的意見。未請教醫生之前，請勿貿然停藥。

本書所有建議口服精油的建議，是以美國著名 Clinical Aromatherapy（臨床精油學）專家 Dr. Jane Buckle 撰寫的 Clinical Aromatherapy: Essential Oils in Healthcare 裡面所建議："Essential oils can be given orally in gelatin capsules, disper, or on vitamin C tablets. Some essential oils can be taken in honey for occasional use..."*（「精油可以放入膠囊，卵磷脂乳化劑，維他命 C 補充劑裡面服用。有些精油可以混入蜂蜜偶爾服用…」）*作為參考的根基。

本書提及的療癒級精油品牌用法屬筆者經驗之談與個人分享，並不代表任何公司立場。任何人等及品牌不得利用此書作任何品牌推銷或招攬會員之用，亦嚴禁在未經筆者同意或在沒有註明原文出處來自本書的情況下，擅自以任何形式複製任何內容。敬請自重。

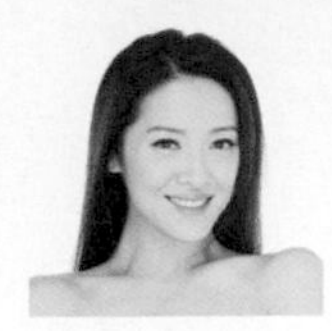

序 - 向海嵐

著名中港台影視藝人

精油，一直給我的感覺就是「香味」。例如，在家裡點起來聞聞；去按摩的按摩油；香薰店裡各種各樣不同的味道，會引起我鼻敏感的那些 ‧‧‧ 等等。

2013 年，第一次聽到有朋友跟我說她天天喝檸檬水是保持健康的方法！我說：「對啊，現在都流行喝檸檬水，但經常要去買檸檬好麻煩。」然後她竟然告訴我，她喝的是檸檬精油加水！當時覺得：「不會吧？精油也可以喝的嗎？」於是她和另一朋友一直跟我說，什麼油有什麼功能，又可以這樣、又可以那樣，說得好像萬能一樣。然而我內心有種懷疑，這只是在趕潮流，騙人的，都是為了引導我不停買產品的伎倆而已。

相隔幾個月，又碰到這個朋友。那天，剛好鼻子出現被刺激的狀況。她就堅持讓我試塗薰衣草精油，說可以支持到我的呼吸道健康。由於那次感覺鼻子太不舒服，所以便試用了。她還送了我一瓶帶回家，叫我天天塗，我就盡管試試吧！當時其實也沒太大感覺，但大概 1 個月之後，我回到香港的某天，媽媽跟我提到最近好像沒再聽到我鼻子出現狀況！我才想：「對喔！呼吸道狀況沒怎麼消失了？」我才驚覺，原來精油真的是有效啊！

那次過後，便開始一直研究很多天然療法，希望可以籍以減少使用化學品和藥物等。當然我不能說天然療法或精油能「治療」什麼，但針對身體某些症狀是可以支援得到。除此之外，我更發現某些精油用在情緒上、精神上可以大大提升正能量呢！所以，要找到對的精油來配合自己，真的還需要花很多時間與心機去好好學習！

Winnie 是我認識其中一位對做事很認真的朋友！她近年對精油的熱愛與深入研究大家有目共睹。我相信這本《精油 100 問》定可讓大家破界很多對使用精油的迷思！

向海嵐

2016 年 5 月

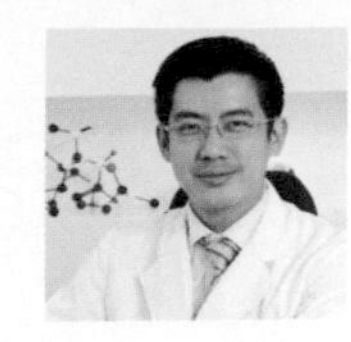

序 - 張傑醫生

著名香港西醫兒科聖手、
Healthlase 醫學美容集團首席醫生

很榮幸可以為 Winnie 這本《精油 100 問》寫序，而我自己也對這本書的內容很有期望，希望能夠帶給大眾中肯而且正確有關精油的資訊。

相信大家都知道精油是從植物的花、葉、果實和根部中，通過不同的提取法提煉萃取的揮發性物質。精油的使用其實是一門有根據的化學理論和臨床作用，所以，在沒有鑽研下使用和評論都是不公平的。也許大家有可能聽過，身邊有朋友説某些精油可以治療這種病、哪種不適，而且講得眉飛色舞。誰不知，他們可能連該病症也只是一知半解。另一方面，不時在報章上有報導關於精油發生意外事情的個案。接著便有醫學人士跳出來提醒大眾，「精油可中毒」、「精油可導致光敏感」、「精油有過敏的機會」等等，統統是負面的評語，個人認為這並不是理想的情況。

在世界很多地區，尤其是北美洲和歐洲，已經有許多正式教授精油使用的課程和證書。而且也有專門提供醫護人員修讀的課程。這證明精油是一門科學，而且需要悉心學習才可以安全地發揮它的效能。

我視這本新書為大家對精油了解和使用的「啟蒙老師」。當中內容，一字一句都經過 Winnie 第一身體驗以及認真做資料搜集找來文獻支持。除了適合對精油有興趣的朋友閱讀外，也鼓勵想多了解精油真面目的醫護人員翻看，看看能否跳出框框，從中獲得一些啟發。

張傑醫生
2016 年 6 月

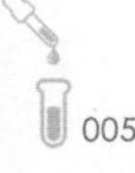

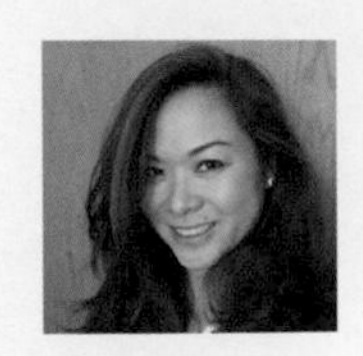

序 - Joanne Kan

Young Living 香港創辦會員、
全球首位華人皇室皇冠鑽石級會員

當 Winnie 告訴我要寫一本關於健康與精油的中文書時，我興奮至極！因有出版商找過我寫，但自問中文文筆並不流暢，加上香港 Young Living 增長極速，在短短兩年半來用家會員人數增長共 300 倍，工作實在也應接不暇。現在有人把我想分享的一一寫下來，當然感到高興及支持！

猶記得兩年多前，透過中學好友認識 Winnie 並發現她既是小學同學的妹妹，也是同校師妹，聊起來特別投契。她秉承著母校畢業生的特質：諸多問題、尋根究底，於是我便一一解釋 Young Living 和其他自居為「療癒級精油」公司的分別：由歡迎各界人士參觀各地自家農場及參加收割活動；至創辦人 Gary Young 如何由 70 年代因意外癱瘓自救後成為出色的自然療法醫師；至二十多年前開始研究治療精油、到歐洲、中東、巴基斯坦、中國等地研究及學習；所有精油均經過 9 種不同測試務必達最高最純正品質…。我還分享自己如何由 1996 年開始研究自然療法至 2005 年女兒出生後因健康問題尋尋覓覓嘗試及學習各種自然療法包括：順勢療法、中醫、西草藥、花精療法、人智學、能量療法等等，直到 2011 年給我找到 Young Living 後終於可停下來！我發現這品牌融合了我所見所聞的自然療法為一體，由精油至營養保健食品比以前用過的更為有較。

當時 Winnie 聽得津津有味，我也觀察到她在真正思考我所分享的資訊及經驗。那段時間，我們幾乎每天也通話，因她對 Young Living 開始有更多疑問。翌年一月，她本來一起要到美國參加 Young Living 冬季收割活動，卻因個人原因要取消。然而當她發現同年 4 月 Gary Young 會在克羅地亞舉辦講座及開發永久花（Helichrysum）農場時，便飛身報名了！她在克羅地亞像個小粉絲聽著 Gary 和其他講者的分享，努力抄筆記，在農場興高采烈地把一棵永久花幼苗親手種在泥土裏。其實我早就知道，當她親身接觸過 Gary 和妻子 Mary 以及其他會員、參觀過 Young Living 的農場，並對農地、氣候、土壤、種子、耕種過程、收割要求、蒸餾、測試等每個過程了解過後，她所有的疑團便會解開。不久之後，便見她在各大媒體公開分享 Young Living 了！

我和 Winnie 一樣，每事尋根究底，所以在過去五年多來親身跟隨 Gary Young 學習愈二十多次：參加公司不同級別的獎勵旅程、到自家及合作農場共十多次，其中三次更是和 Gary 並肩在農場工作。期間所學到、看到和感受到的，非筆墨可以形容。

我明白不是人人也會像我們一樣瘋狂去追隨或尋找健康產品的真相，而坊間和網路上又有很多對療癒級精油及 Young Living 的誤解和謠傳。既然 Young Living 造就機會讓我們去親自求證，而我和 Winnie 又對自然療法充滿熱情，倒不如由我們繼續研究，並透過文字讓願意學習的您去感受我們對健康和高品質產品的嚴謹與要求，好讓您能為自己及家人作出最佳選擇吧！

祝大家身心靈愉快！ 早日找到身心靈上的幸福、人生意義及富裕！

Joanne Kan
2016 年 6 月

Contents

Chapter 01 - 精油品質疑慮篇

Chapter 02 - 精油使用疑慮篇

Chapter 03 - 100% 療癒級精油與身心靈的關係

Chapter 04 - Young Living 精油疑慮篇

Chapter 05 - 常用精油 DIY Recipes

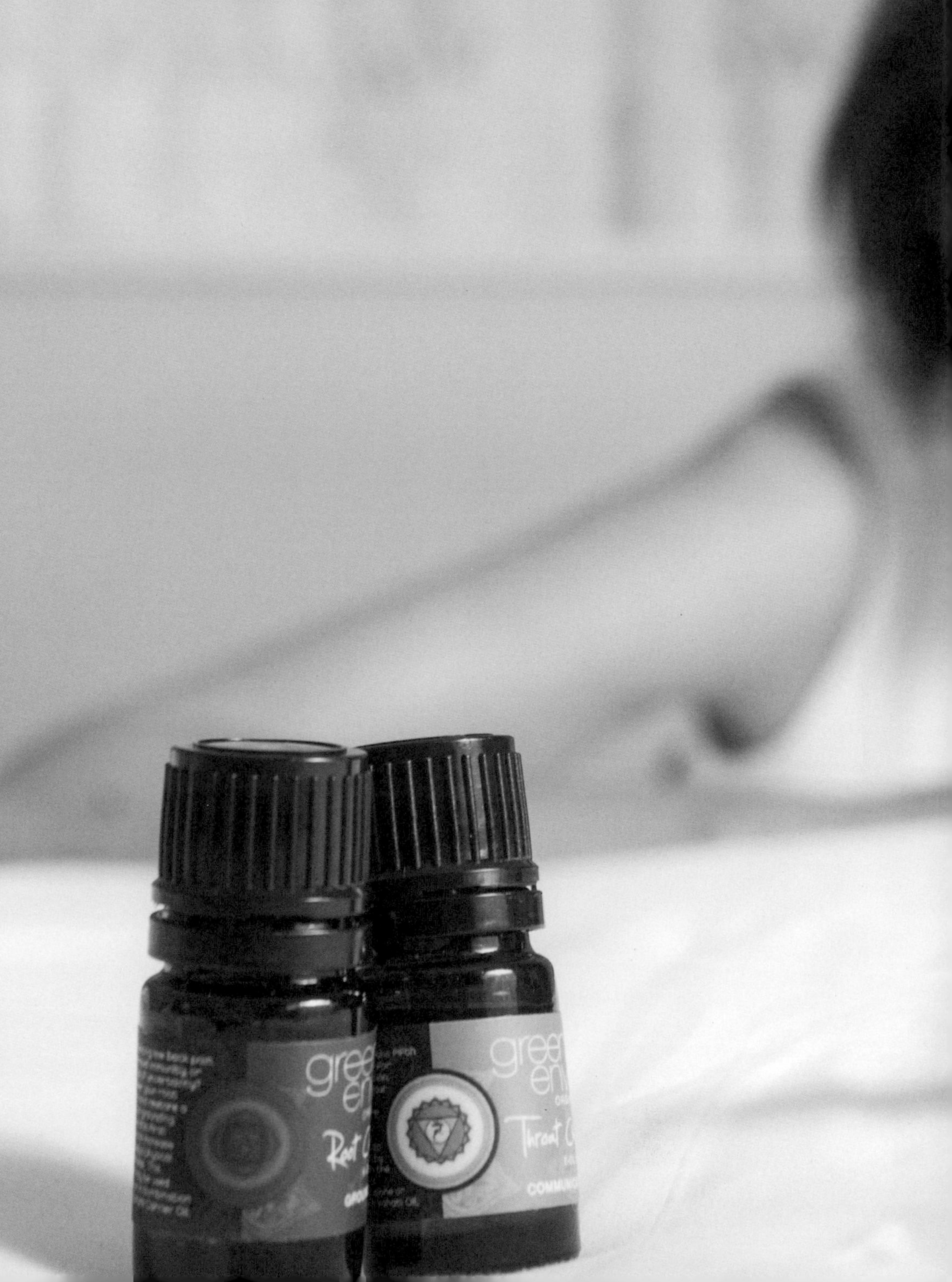

CHAPTER 1

精油品質疑慮篇

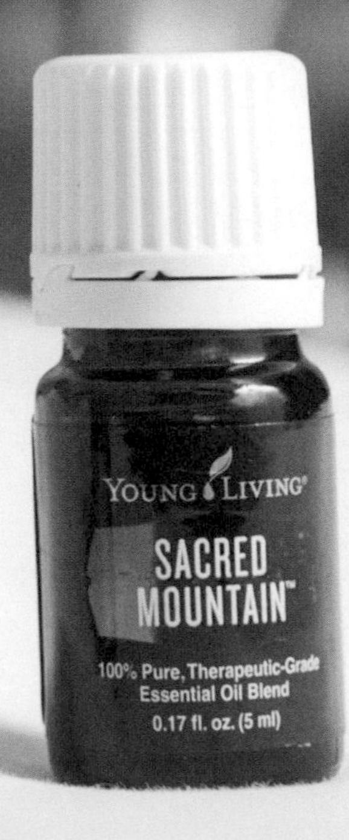

001 大部分精油的品質不純正？

混水摸魚、以假亂真

坊間五花八門的精油品牌，絕大部分是透過第三方購入材料或找代工生產，過程既沒完善監察，質量也沒保證。更令人擔心是在什麼都講求成本效益的商業世界裡，這些品牌的產品甚至加入了人造有害化學物卻依然打正旗號說自己是「天然」。

即使聲稱用上純天然成分的精油，當中又有不少在故弄玄虛，雖不是完全「造假」，但也不見得是百分百「純正」。怎麼說呢？其實生產商只要巧妙地在成分方程式上做點手腳，便能以假亂真瞞天過海。例如比較熱門的薰衣草精油，市面買到的通常有以下幾種：

	純正精油	混種精油	雜錦精油	人工精油
名字	True Lavender （真正薰衣草）	Lavandin （醒目薰衣草）	通常稱自己為 「100% 薰衣草」	通常稱自己為 「100% 薰衣草」
學名	Lavandula angustifolia	Lavendula hybrida	-	-
特徵	100% 完完整整從薰衣草植物萃取出來，不含其它成份或外來雜質	從混種薰衣草植物萃取出來，天然化學成分與真正薰衣草完全不一樣 （參閱 pg.17）	利用其它植物裡找到的 Linalol（沈香醇）分子，或把薰衣草內也有的其他的成分如 monoterpenes（單萜烯）就經常被混入部份真正薰衣草精油內，像雞尾酒左調右調而製成	利用人工沈香醇分程式跟天然沈香醇化學層面一樣的方便，製造化學成分跟真正薰衣草一樣的人工化學精油。然而卻沒有任何一滴是萃取自天然薰衣草

雖然以上所説頭三種精油是較為「安全」，但也須了解其它細節如種植與萃取方法等，才能斷定其質量與療效價值。不過肯定的是，人工精油（也就是市面上充斥著各種廉價零售品牌的貨色）對人體非常有害，絕不能跟天然精油混為一談。

您選擇的精油是哪一種？您的精油夠安全嗎？

002 Lavender VS Lavandin 哪種才是薰衣草？

純種與雜種的分別

薰衣草植物品種繁多，原生約 30 種，混種約 300 多種，在精油界裡面最常見的則是 Lavender 和 Lavandin。雖然兩種也屬薰衣草，但前者是真正薰衣草（學名：Lavandula angustifolia），後者是真正薰衣草與雜交種穗狀薰衣草的混種，一般被稱為「醒目薰衣草」的植物（學名：Lavendula hybrida）。它們無論外型、天然化學成分，以致療癒功效都非常不同。在市面買到的 Lavandin 醒目薰衣草精油或產品（無論 100% Lavandin 或是部分含 Lavandin 的），往往會喬裝打扮成為「100% 真正薰衣草精油」出售來誤導消費者以為是從 100% Lavandula angustifolia 真正薰衣草萃取出來的精油。

簡單來說，兩者的分別為：

	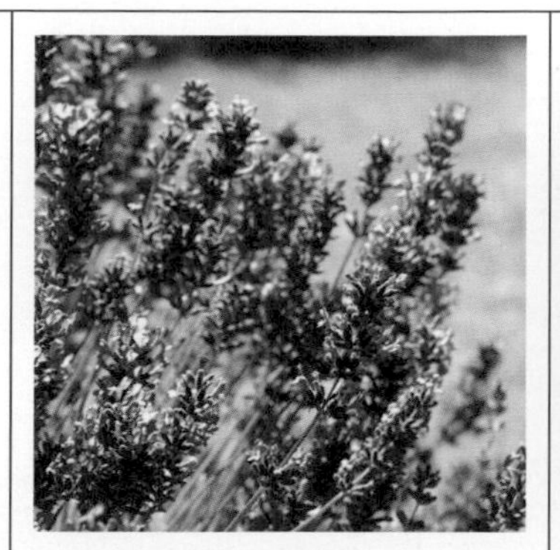 Lavender	Lavandin
外型	花瓣較細且軟、釘狀部分約 2-8cm、沒有分支、樹葉的莖約 10-30cm 長，整棵約 1-2m 高	花瓣比較大且堅硬、有分支、釘狀部分較長而尖，排列整齊生長，整棵約 60-80cm 高
生長環境	高地，約海拔 800 公尺或以上	海拔約 300-600 公尺
顏色	由白色到灰藍色、灰紫色及深紫色	紫藍色
氣味	清新、溫和、甜	濃烈、較刺激
一般用途	支持傷口癒合進度（特別是燙傷和瘀青）、蚊叮蟲咬、減壓、提升情緒、支持炎症康復、改善睡眠質素、平衡身體系統、護膚	除臭、消毒、家居清潔、蚊叮蟲咬、防蚊
主要成分	*Linalyl acetate*（乙酸沉香酯） *Terpinen-4-ol*（品烯四醇）	*Linalool*（芳樟醇） *Linalyl acetate*（乙酸芳樟酯） *Camphor*（樟腦） *Cineole*（桉樹腦） *Camphene*（莰烯） *Dipentene*（二戊烯） *Limonene*（檸檬油精） *Ocimene*（羅勒烯） *Terpinene*（萜品烯）
價格	比其它雜交薰衣草品種精油貴，約港幣 $310 / 15ml（約新台幣 1280 元）	價格穩定且便宜，平均售價是真正薰衣草的三分之一

Lavender 與 Lavandin 最大分別在於舒緩燙傷皮膚方面用途。前者已有很多文獻與研究證明其效果，但後者則缺乏此功效，甚至會因為樟腦成分偏高（一般為 7-18%），使用時有機會燙傷皮膚呢！

還有一點需要注意是，只要在蒸餾過程巧妙地在 Lavandin 混入人造 *Linalyl acetate*（乙酸沉香酯）這薰衣草香味分子，便可以把精油的化學成分提升至跟真正薰衣草裡面的天然 *Linalyl acetate* 一樣，然後以假亂真出售了。

真正薰衣草只能在法國普羅旺斯幾個地區找到，根據法國出口數字顯示，每年有近 250 公噸「真正薰衣草精油」出口，但真正薰衣草地區栽種協會之數據則顯示每年蒸餾的真正薰衣草精油才 20 公噸而已！那麼其餘那二百多噸的所謂「真正薰衣草精油」到底從哪裡來呢？大家現在懂了嗎？

您使用的精油是 Lavender 還是 Lavandin 呢？

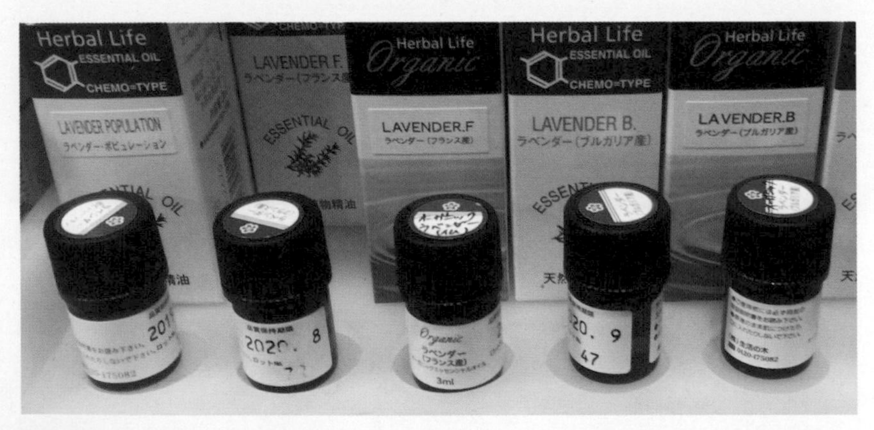

筆者在日本旅遊時在一家首賣天然貨品的生活小店見到薰衣草精油是 按照不同品種來標明清楚的。

"Be curious, not judgmental."

「是好奇，非批判。」

美國著名新聞工作者 Walt Whitman

003 買 "100% Pure Essential Oil" 最安全？

100% Pure ≠ 100% 安全 ≠ 100% 有效

如精油標籤上印有 "100% Pure Essential Oil" 或類似字眼，那只不過代表它的成分是百分百的純精油，但有沒有摻假或用有害化學溶劑來萃取等資料則不得而知。用什麼種籽？如何栽種？以什麼方法蒸餾？是用 Complete Distill（完全蒸餾）、First Distill（第一蒸餾結晶）、Second Distill（第二蒸餾結晶）還是 Third Distill（第三蒸餾結晶）製成？精油所含的天然化學成分包含什麼？比例又是多少 … 等等問題，也會直接影響精油的安全性、用法，以及功效。我常笑說，生產精油要講究起來是可媲美釀製 DRC 美酒的程度啊！

精油萃取方法有幾種：蒸氣蒸餾、溶劑萃取、冷榨、CO_2萃取等，當中以蒸餾法最為普遍。若要萃取優質和具備療癒功效的精油，時間與溫度上精準的掌控極其重要，必須以低溫、很少甚至零壓力來進行，不採用任何溶劑蒸餾一小時到二十多小時不等。而這些嚴謹的製作程序對一般講求成本效益的生產商來説可算是費時失事，所以他們寧願選擇走捷徑，把蒸餾溫度提升和加壓，用最短時間萃取最多精油來獲取最大利潤，然而品質和對人體的影響並不在他們關注的範圍之內。

以上提到的 First Distill，是指頭四小時蒸餾萃取的精油。這些精油的效用和品質最強；而蒸餾過程一直到尾聲才萃取的精油（Complete Distill）味道則最香。市面上含精油的肥皂、香水或身體護理產品通常偏向加入 Complete Distill，這種精油除了增加產品的香氣外，對身體並無療癒價值可言。相反，具高療效特性的精油味道會比較濃烈，有些新手們甚至會認為有點「怪」。這也許是因為大家對香味應該是怎樣被規範且有特定的預期吧了！

很多人也誤會 Second Distill 或 Third Distill 是像泡茶包那樣重複一次又一次而成的。其實精油屬於第幾個 distillation，是取決於它在蒸餾過程甚麼時段萃取出來的蒸餾結晶而已。

004 First Distill 比 Complete Distill 好？

先搞清楚：用精油的目的是什麼？

First Distill（第一蒸餾結晶）出來的精油固然是很好，但也要視乎用精油的目的是什麼？如果只是用作擴香，讓吸入的空氣可清新點，那只需確保選用的是全天然 100% 純精油便可以。如果目的是想透過天然植物所帶來的療癒價值來支持身心靈健康，那麼就要小心選擇並必需對精油品質有所要求。

人的心理總覺得要物件的「全部」才是最好，所以好自然會被彷似較全面的 Complete Distill（完全蒸餾）這名字吸引，卻不瞭解到這種精油在療癒價值方面效用較低、需用上很多劑量才能發揮效果且不宜內服。更常見的現象是，這類精油開始時明明也有點效果，但漸漸便愈來愈覺得不顯著、效果很慢，甚至失效似的。

First Distill 的精油 - 尤其是達到 Therapeutic Grade 又或是 Clinical Grade（統稱為「療癒級」）水平那些，即使用很少的劑量便能發揮很大效用。説的是 1 滴精油 400,000 個分子只需 20 分鐘便能完全滲透全身所有和每個細胞來強化與平衡身體所需！可是，這樣對體內積聚各種毒素的人來説或會有點難以招架，導致身體快速排毒而感覺不舒服或產生排毒反應（參閱 pg.96）。

之前形容過，精油要講究起來，程度可媲美 DRC 美酒。紅酒級數可由在超市買價值港幣數十元（約新台幣數百元）的 table wine 去到價值不菲的珍藏極品；精油在品質和價格上也因應不同級數可由港幣數十元（約新台幣數百元）到最貴港幣 $3000（約新台幣 12800 元）不等也有。但好消息時，只要好好把純精油存放妥當，就可以分很多次和很多年慢慢享用。

	First Distill	Complete Distill
蒸餾萃取時間	頭 4 小時	15-20 + 小時
氣味	濃烈、刺激	清香、舒服
用途：		
外用	✓	✓
擴香	✓	✓
內服	✓	✗
療癒價值	高	視乎品牌
使用份量	少	多
見效速度	快	本來快，但愈來愈慢，甚至失效
價格	港幣數百到數千元不等 （約新台幣 1000 到 10000 元）	港幣數十元起 （約新台幣 400 元起）[+]

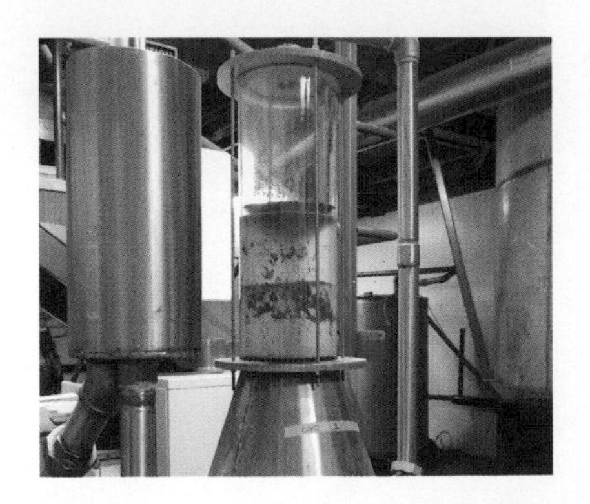

* 視乎不同精油，有些精油未必會產生濃烈的味道

+ 視乎品牌，有些優質品牌的 Complete Distill 的品質跟 First Distill 無異，這裏所指的是一般坊間買到的 Complete Distill

005 消費者如何辨別精油品質？

方法一：問；方法二：問，方法三：問

如果品牌對生產精油充滿熱誠，他們定會很樂意回覆你的查詢。以下一些對精油生產程序的參考問題，可協助您拿到更多關於精油產品之品質線索：

- 精油是 Complete Distill（完全蒸餾）還是 First Distill（第一蒸餾結晶）？
- 蒸餾過程有用上溶劑嗎？
- 植物是在屬於自己的農產栽種嗎？
- 如果不是，種籽是由自己提供給農場嗎？
- 知道農產用什麼方法滅蟲嗎？
- 農地的土壤是完全有機嗎？（筆者按：要做到完全有機是需要很多很多年的努力才可以做到。以世界權威德國天然有機認證 BDIH 的標準作參考，原料種植栽培的土地須至少三年沒有使用任何化學殺蟲劑和化學肥料方可拿到有機認證；而筆者選用其中一個品牌，甚至是用未曾耕種過的 Virgin Soil 土壤的）
- 可以參觀農場嗎？
- 蒸餾塔頂是圓錐型還是圓拱型？（筆者按：前者較好，但大部分生產商是用後者的）
- 精油有進行測試嗎？是內部測試？還是有第三方測試精油純度？
- 有 Peak Harvest Time（最佳收割時間）嗎？
- 精油是自己包裝入樽嗎？
- 有沒有曾經要求回收已賣出的精油？
- 會建議內服精油嗎？（可以問關於薄荷精油能否內服，如果連薄荷都不行，你應該知道代表什麼了！）

除了向品牌提問，自己勤力作多方面閱讀、做資料搜集和親身試用也同樣重要。

對於以上列出的問題，筆者選用的精油品牌也可以給予全面和滿意的答覆，還試過親身到到訪過其中一家的農場考察。您的呢？

Hi Fiona,

No problem! Please see the answers below. Let me know if you have any other questions.

Hi dear,

Below are some questions that I would like to enquire about GE's EOs. Please kindly ask on my behalf and see if they can provide me with these important info? Thank you very much for your help!

1. Do they provide Complete Distill oils or 1st Distill oils?
Our oils are 1st distill

2. Do they distill oils using solvents?
We do not use solvents as an extraction method and only use steam distilled. Cold pressed in cases of oils such as sweet orange.

3. Do they bottle their own oil?
We do not bottle our own

4. Do they own their own farms?
We do not own the farms. We work with the farms across the world to find the best soils for a specific plant. Most companies that own their own farms do not get the quality required out of the soil for all the different plants due to the climate. Meaning, a company that owns a farm in Australia may have great soil and climate for tea tree but it may not be the best soil and climate for sweet orange. This is why it is important to work with farmers around the world and find the best soil and climate for each plant. There are bi-yearly audits on each to verify cultivation methods and/or land contamination.

If they do not own their own farms, what controls do they have in place? Ask the following:

5. Do they provide the seeds?
We do not

6. Do they know what pesticides are being used?
Chemically derived pesticides are not used. In some cases essential oils are used as a natural pesticide.

7. Do they know if the ground is organic?
We use both organic and wild harvested essential oils. It takes many years for ground to be considered organic. In cases where the ground is not known to have any chemicals added to the soil(but not considered organic), it is considered wild harvested.

8. Can anyone visit the farm to see how they are made?
Yes, of course!

9. Are the distillation drums cone shaped or dome shaped at the top?
Both are used. Our precious oils use cone shaped.

10. When then finalize their production of an oil do they test it? Is the testing done in house only or do they also have a third party testing for purity?
Testing is done by a 3rd party as well as quality control in house.

11. Do they have any trained people on staff who are trained nose people?
We are trained on smelling essential oils for purity as an in house quality control. As I mentioned before all of our oils and its constituents are tested prior to coming to our facility by a 3rd party to verify its purity. If oils do not pass these rigorous tests, we do not accept them.

12. Do they test their oils side by side with other oils?
Absolutely. We always compare oils to and there constituents against other oils on the market.

13. Do they test for when the peak harvest time is?
Peak harvest is very important for best quality oils.

14. Do they harvest at the peak time?
Yes, we do.

15. Do they ever have to re-call their oils?
We have never had to recall an oil. Oils are tested prior to coming into our facility.

16. Do they recommend to NOT ingest their oils?
This is an important question. The reason why we do not recommend ingestion is not because of the purity of the oil, it is because of the human error. Some of the oils are so pure and strong coming from 1st distill that it can be too much for the human body. If the person was trained and understood that only a single drop was enough to effect the entire body then yes it would be ok.

筆者寫了封電郵給 green envee 的代理，並獲轉發給品牌創辦人親自回覆，可見其認真與專業。

006 近年流行的「療癒級精油」是怎麼？

屬有要求的用家選擇

療癒級精油（Therapeutic Grade Essential Oil）可謂歷史悠久，早於第二次世界大戰期間由植物芳香療法之父 Jean Valnet 醫生利用精油為戰士們療傷，到 80 年代由原籍瑞士的 Anne Marie Buhler 女士跟法國 French Phyto-Therapy and Aromatherapy Association（法國植物療法及芳香療法協會）兩位專用精油進行治療的資深醫師 Dr. Lapraz 和 Dr. Durrafourd 學習後正式引入美國，只是近幾年才正式引入亞洲地區並蓬勃地發展起來，以傳銷形式出售的品牌更成為不少傳媒追訪的城中熱話。

之前解釋過，精油品質可以在不同層面有高低之分。使用最純正的有機天然精油，其天然分子能跟我們體內的有機體能「相認」，所以這類別的精油確實是能支持及強化身體系統，這點很多科學研究與臨床實驗結果已被證明。由於高質素純精油的化學成分相當複雜，而化學成分的構成又決定了精油的療癒價值與功效，要達到療癒級水平就必須透過非常繁複和精密的工序去生產，讓精油擁有完整、活性天然化學成分及對人體循環與平衡能發揮功效並作出提升或改善才可以。

以 Basil（羅勒）精油為例，縱使各品牌的標籤上所列名的成分皆為 "Ocimum basilicum"，但其天然化學成分是會因應生長環境而有差異，導致精油的療癒價值也不同。含 *Linalool*（沉香醇）或 *Fenchol*（小茴香醇）成分較高的適合作消毒用途；含 *Methyl chavicol*（甲基胡椒酚）成分較高的可用作支持炎症康復；而 *Eugenol*（丁香酚）成分高的則以上兩種用途也合適。然而這些寶貴且重要的資訊很難從一般精油銷售員那裡得到。

再以薰衣草精油為例：市面上不少薰衣草精油在蒸餾過程是會加壓，調高蒸氣溫度並進行快速蒸餾（如：155 磅 + 華氏 350 度蒸餾 15-20 分鐘）；而優質療癒級薰衣草精油是會在零壓力下蒸餾 1 小時 15 分鐘。兩者分別在於加壓那些會缺乏療癒價值，而後者則有助平衡和強化身體不同系統的需要。

不是說次等或混合了其他植物分子的精油對支持人體完全沒有效用，它們的分子依然具有療效活性，只是應該傳承自整株植物生命體的特性與療癒價值就缺乏了。

007 「療癒級精油」是自吹自擂的營銷策略？

認真、嚴謹的製作才是策略

由於大部分國家對精油並沒有嚴格的監管與標籤制度，愈來愈多零售與傳銷品牌紛紛將產品借用「療癒級精油」的光環推出市面。雖然療癒級精油的鑑定不是由政府機構認可，但夠膽以「療癒級」作招徠的品牌，理應是要通過多重嚴格測試達致相當水平才行。而市面上的確有精油品牌對品質要求所進行的測試。是有機會超越權威組織之認證標準。

當大家對 FDA（美國食品藥品監察管理局）或 USDA（美國農業部）的認證制度深信不疑的時候，會否知道這些認證其實也存在很多灰色地帶嗎？被以上機構認證為 “Pure” 和 “Organic” 的產品，是可以含有害化學成分或用上非有機成分製造的，因為只要產品成分符合有關機構所要求的百分比便可拿到認證了！而 USDA 的有機標籤制度更分 3 種：“100% Organic”（全部成分是被認證的有機成分），“Organic”（最少含 95-99% 認證有機成分），"Made With Organic Ingredients"（含 70-94% 認證有機成分）。那麼在制度要求的百分比以外又會是用上什麼成分呢？

根據 FDA 準則，精油只需要含 5% 的純成分便已經可以標籤為「純精油」。諷刺是在生產過程用上有害化學物和基因改良成分等的產品依然可以拿到各種認證，並被廣泛接受；而相比這些混淆視聽的機制來得更務實、對生產高質素的療癒級精油有要求的生產商所自發創造的一切檢測要求，卻往往被質疑。

以筆者暫時最信賴的療癒級精油品牌 * 為例，他們的測試可謂非常繁複和精密，所有精油必須成功通過以下各項測試才能進行生產：

(i) Flash Point
(ii) Flash Point and Combustability
(iii) Fourier Transform Infrared Spectroscopy / Near Infrared（FTIR / NIR）
(iv) Gas Chromatography
(v) Gas Chromatography / Mass Spectrometry（筆者按：用 50-60m 長的銅管）
(vi) Organoleptic testing
(vii) Optical Rotation / Chirality
(viii) Peroxide Testing
(ix) Refractive Index
(x) Specific Gravity
(xi) UPLC（Ultra Performance Liquid Chromatography）

再加上非常嚴謹、專業、透明度很高的生產程序作為質量保證，可說是遠超出了國際認證機構的要求。而創辦人對精油有深入的了解、認識和研究，並願意親力親為投放大量資源製造最高質量的療癒級精油之熱誠更是業內罕見。筆者花上多年時間以第一身試驗、比較，和實地考察得出來結論是：It's one of the very best, if not the best in the world！

* Young Living 100% 純正療癒級精油

008 精油品質檢測家家都差不多吧？

差不多其實可以差很遠

精油生產過程中要進行檢測幾乎已經是底線，如果連這些基本功夫也不做的品牌，真的建議大家不要使用啊！然而做多少項測試、用什麼儀器測試、如何測試，有沒有讓第三方權威組織或人士進行測試等，同樣是可以讓精油品質有著天淵之別。

以業內做測試極為認真的美國傳銷品牌 Young Living（以下簡稱為 YL）跟其它品牌作個比較讓各位更容易明白：

	YL	其它品牌
測試項目	11（參閱 pg.29）	約 0-8
測試地點	自家農場實驗室 蒸餾廠實驗室	透過第三方進行蒸餾後運去 廠房進行測試，在包裝前才對產品進行化學成分檢測
如何處理問題精油	棄用 / 用作研究 / 作清潔用途	繼續用 / 賣給其它公司
第三方測試	有 Dr. Herve Casabianca, Brigham Young University, Dr. H.K. Lin @ Oklahoma State University, Salalah University Oman 等	沒有 / 第三方不夠公信力

以 Gas Chromatography / Mass Spectrometry（簡稱 GC / MS，氣相色譜法 - 質譜法聯用）來進行精油分析檢測非常普遍，一般器材只用 25-30m 石英毛細管，而 YL 是用 60m 銅線管器材，面積大一倍更能把精油裡面的各種成分分離，對精油分子作更仔細和詳盡的分析，以確定精油是否存在任何化學殘留的揮發物質並精準地跟過往精油的品質作出對比。

在網路上，不難找到有位叫 Lea Harris 的精油用家自己付錢找第三方對幾個品牌的沒藥、茶樹及薄荷精油進行 GC/MS 測試，並把結果發表在 "Learning About EOs" 網站。這類報告或者也是為了證實直銷的療癒級精油品牌不合規格，但筆者再深入研究，發現這報告也有點斷章取義。因為，它測試的是 ISO 標準，然而 ISO 測試是針對香水業的味道，只量度很有限的成分，也不會療癒效用的化學成分和平衡度做出測試。還有必須要注意就是進行這些測試到底使用甚麼器材，如果只是普通的 25-30m 石英毛細管，測試結果便會有一個較高的 flash point，對療癒級精油來說並不夠精準。精油專家 Dr. Brian Lawrence 也有指出，用一般的 GC/MS 測試精油對辨出人造或天然化合物有一定難度。例如，如果把人造 linalyl acetate（乙酸芳樟酯）加入純薰衣草裡面，這類分析便只能分辨成分是 linalyl acetate 卻不能分辨到底是人造的還是天然的了。

至於對薄荷精油的測試，ISO 對在美國種植和國外種植的薄荷原來有不同標準。然而，報告是用在國外種植的薄荷來測試美國種植薄荷的準則，才會導致結果出來一個叫 TSH 的成分低於 ISO 標準。而兩大精油學者 Dr. Robert Tisserand 和 Dr. Cole Woolley 分別也說明，縱使該報告說部分測試精油的 TSH 低至 0.1%，但還是在合格範圍之內。因此，在閱讀精油分析報告時，真的要做很多額外的功課才會知道那些報告到底在告訴我們甚麼的呢！

Dr. Herve Casabianca 是誰？

全球頂尖精油研究測試權威，既是法國政府 CNRS（Centre national de la recherché scientifique）對精油科學研究具最高資歷和經驗的著名學者專家，也曾是國際標準規格 ISO（International Standard Organization）精油部主席。而 YL 的專業精油分析團隊 - 包括創辦人，也是他訓練出來的。

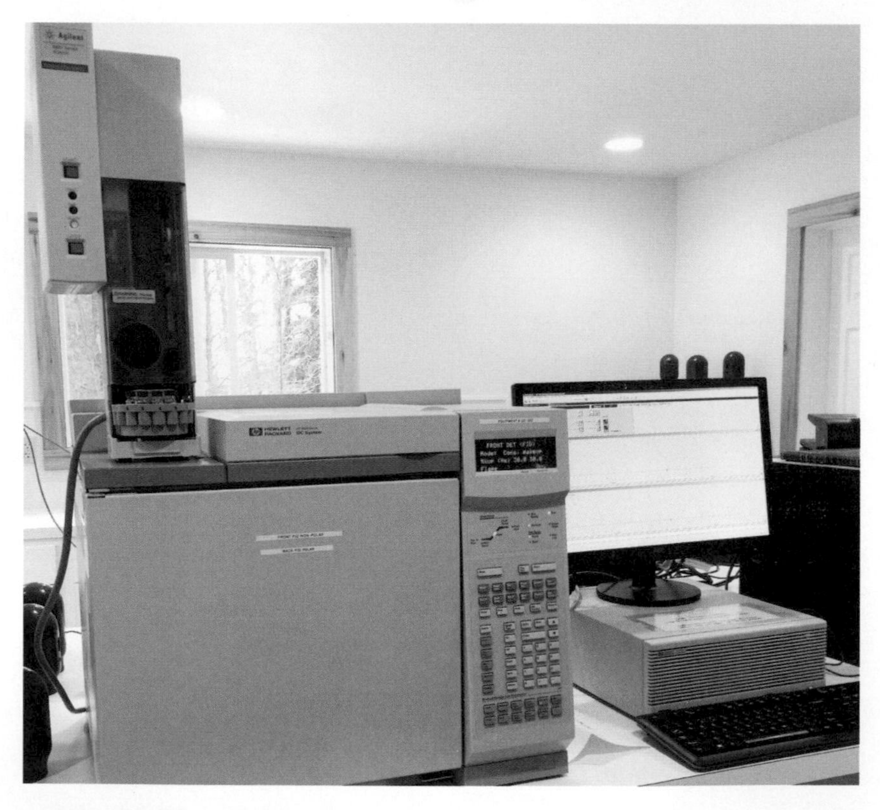

YL 運用先進儀器來確保精油極高的質素

009 擁有自家農場製造精油有什麼好處？

質量 Great 與 Good 之差別

有承諾製造優質療癒級精油的生產商如擁有自家農場，便能投放更多更大最更的資源在保護土地、生產方法及聘用頂尖專業人才以控制質量。而在合作農場生產則會受到多方面限制，亦難以控制很多細節如農地污染、種籽品質、殺蟲劑成份及用量等問題。由於不同精油的原材料需要在不同和特定的地理環境下方可以成功栽種，而投資一個農場的成本也實在非常龐大，因此市面上並沒幾個精油品牌擁有自己的農場。

以筆者所知，業內擁有大規模的農場之療癒級精油品牌 * 到目前為止農場遍佈最少 11 個國家：

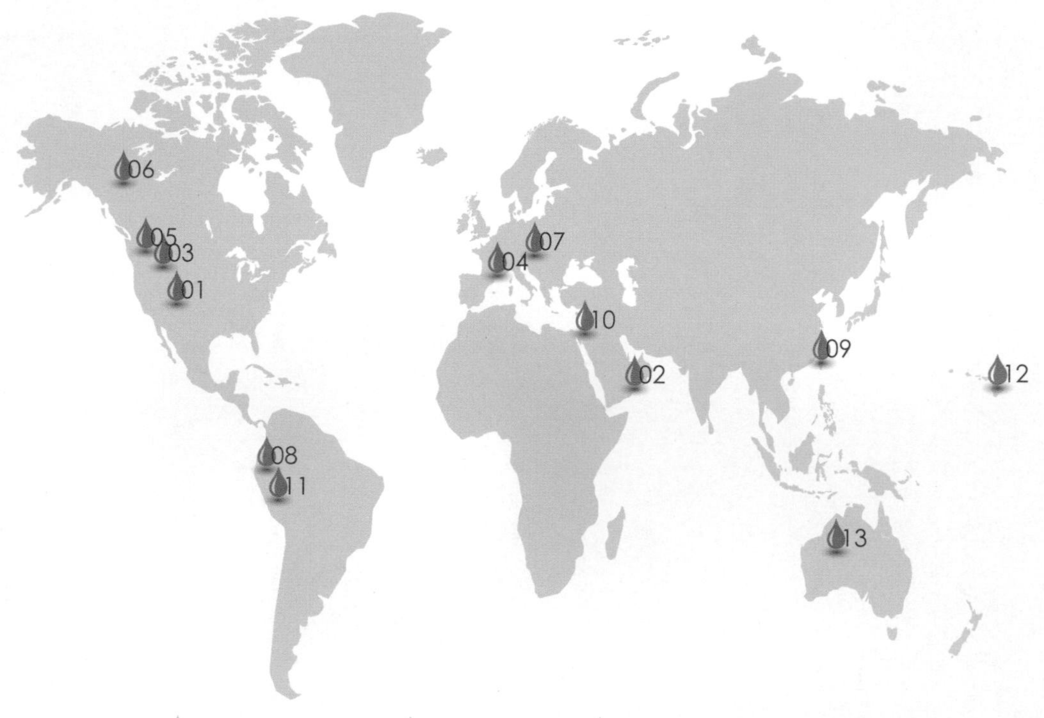

01 美國猶他州 Mona　02 阿曼 Salalah　03 美國愛達荷州 St. Maries
04 法國 Simiane-la-Rotande　05 美國愛達荷州 Highland Flats
06 加拿大卑詩省 Northern Lights　07 克羅地亞 Split　08 厄瓜多爾 Ecuador
09 台灣 Taichung　10 以色列 Almog　11 秘魯 Iquitos　12 夏威夷 Kona
13 澳洲 Darwin

這品牌全部是在農場裡進行蒸餾，代表著符合所有品質 / 種植 / 蒸餾標準的一致性，製作過程也極嚴謹：種籽到包裝封口都由自己監控，在什麼地理位置種甚麼種籽（當中要考要考量的因素包括：氣候、高度、濕度、溫度、陽光、土壤裡不同營養、雨水不結霜的日數等）也有根有據；整個培植過程不但有機，還用上全天然有機的加州紅蟲來施肥以及用精油來防蟲；農場有專人天天收集樣本測試最佳收割時間（分析植物吸收了多少陽光及 UV 、天氣濕度、溫度、雨量、大氣壓力等等），在蒸餾時再繼續做更多測試以確定可萃取最多最好的精油（據說有時是每 30 分鐘進行一次）等都一絲不苟。

以為複雜程度到此為止？還未！要在植物哪個部位收割、收割後要陰乾多久才進行蒸餾（由 48 小時 - 62 小時不等），待乾了之後又作進一步測試（有時每 2 小時一次）去斷定能否蒸餾最高質素的精油，更會細心地照顧到不同植物的特性來進行以上工序呢！

收割 Fun Facts * !

- Melissa 是需要溫柔地跟它講話，而且絕不能在它面前說粗魯的話才可有最佳收成
- Palo Santo 要在樹木死後 5 年後才萃取精油，並於新月才進行蒸餾
- Plectranthus Oregan 在收割後要先放在不被太陽照射到的地方五天，每天需要用人手反三次才可蒸餾
- Lavender 在下午收割並用特別的器材剪成拱頂狀
- Ylang Ylang 的最佳收割時間為凌晨 12 時到 4 時，但從天亮到早上 10 時也是含最多油量的時間

* Young Living 100% 純療癒精油

Your Smile is your logo. Your personality is your business card. How you leave others feeling after an experience with your essential oils becomes your trademark.

你的笑容是你的徽號。你的性格是你的名片。你的精油留下什麼體驗給別人則成為你的商標。

010 報導說精油不能直接使用，更莫說可內服？

讀萬卷書不如試多幾種油

主流芳香療法有三個派別：英式、德式，及法式。派別不同，「派規」自然也不同。

英式貼近美容保養及身心靈療癒用途，主要用於舒緩身心和按摩效果上，主張低劑量使用並須大量稀釋精油。除非由有牌照的專業人士建議，否則一律視口服精油為禁忌。英式派別以 Merck Index（默克索引）為依歸，只要精油成分含有該索引上列名為有害的物質，就會歸類為「有毒」且不能內服。另還有說是因為精油作口服用途並不包括在保險範圍內，所以這派別不鼓勵口服用途。

德式是用精油最嚴謹的一派，從精油化學結構和肌膚構造出發，提倡用精油配合量子概念提升一個人的精神、心智與靈性狀態。主張低劑量用法作身體按摩油使用。

法式則偏重把精油用在醫療保健的方向，主張可使用較高的劑量及必要時口服精油的用法。吞服精油膠囊、把精油栓劑塞進肛門、混入食物中食用在法式芳香療法中都很普及，而在法國當地，藥劑師亦會根據醫師處方調配出適當的精油讓患者服用，藥店售賣口服精油膠囊也隨處可見。但以精油作內服用途前，請先負責任去查問清楚該品牌是否建議或者能夠內服，不然或會有危險！

3 個主流芳療派別一覽

直接外用	內服	主要用途
英式 ✗ 必需稀釋 ≤3% 濃度	✗	按摩、舒緩、美容
德式 ✗ 必需稀釋 ≤1% 濃度	✗	身心靈提升、按摩
法式 ✓ 直接或稀釋也可	✓	口服 / 肛塞，醫療保健

而近年在芳療界備受爭議的品牌，可說是混合了三個派別的不同特質但偏重於法式理論。但如果精油製造過程精密，質量又有保證的話，精油其實是可以直接塗在身體上甚至內服的。至於詳細使用方法，則要跟從官方指引，加上個人判斷與選擇而定。

筆者自 2010 年開始有持續性內服精油的習慣，曾使用過的療癒級精油品牌包括：Rocky Mountain Oils（RMO）、dōTERRA、Young Living、green envee 和 Original Swiss Aromatics，身體一直非常健康，並未曾因為內服精油而發生過任何狀況，6 年來也沒有看過醫生，因此並不認為內服精油有「問題」。

筆者也非常認同，非專業或沒有足夠經驗的精油用家不該胡亂教別人不當的使用精油方法。然而縱使有很多科學研究和臨床實驗結果支持直接外用或口服精油使用的安全和有效性，不少人士依然被自己的批判和局限性信念設限而作出各種抗拒、排斥，甚至攻擊，實在有點令人百思不得其解。

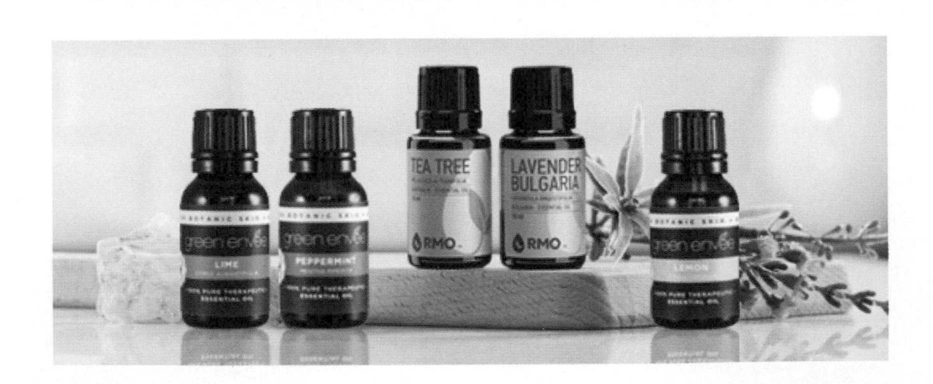

011 薰衣草精油影響男孩發育？

日常生活用品的影響才可怕

2007 年 New England Journal of Medicine 曾有報告指，長期重複使用含有薰衣草油或茶樹精油會導致罕見的男孩在青春期前出現乳房發育（Prepubertal gynecomastia）。

據資深精油學者 Robert Tisserand 就這報告公開作出的澄清指，薰衣草油並不能模仿到雌激素亦不會改變身體本身的雌激素，所以並不是一個破壞荷爾蒙的源頭。再者，他指出 2007 年那份報告和當事人皆沒有指名該身體反應是用了薰衣草或茶樹精油所致。另外，該研究分別用的薰衣草油份量為：4% 和 20%（混入了玉米油），而這個份量是比任何含薰衣草油的化妝或日常用品多出 6000 和 30000 倍，亦估計比幾位出現狀況的男孩所接觸到的份量多出 5000 和 10000 倍。因此他以自身學者身份總結用薰衣草精油時無須擔心這種影響發育的安全問題，也同時指出，薰衣草精油對懷孕甚至導致流產等也不會構成風險。（筆者按：含化學有害物質的薰衣草精油例外）

與其各位要擔心天然精油所帶來的雌激素或荷爾蒙會對身體有影響，倒不如先注意現在每天有機會接觸的打針雞、用激素人工繁殖的各種海產、含農藥的蔬菜、商場和商店擴香用的化學香薰、含有害物質的沖涼液、護髮產品、家庭清潔用品、水喉水含的氟（Fluoride）和氯氣（Chlorine）… 等等吧！

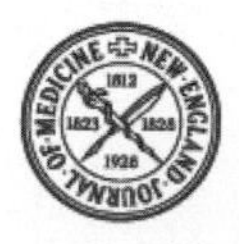

The NEW ENGLAND JOURNAL of MEDICINE

HOME | ARTICLES & MULTIMEDIA | ISSUES | SPECIALTIES & TOPICS | FOR AUTHORS | CME

ORIGINAL ARTICLE

BRIEF REPORT

Prepubertal Gynecomastia Linked to Lavender and Tea Tree Oils

Derek V. Henley, Ph.D., Natasha Lipson, M.D., Kenneth S. Korach, Ph.D., and Clifford A. Bloch, M.D.

N Engl J Med 2007; 356:479-485 | February 1, 2007 | DOI: 10.1056/NEJMoa064725

Share:

Abstract | Article | References | Citing Articles (97) | Letters

Gynecomastia is generally attributed to conditions that disrupt sex-steroid signaling pathways, resulting in increased or unopposed estrogen action on breast tissue.[1] In contrast to gynecomastia in adolescent boys and men, prepubertal gynecomastia is rare and should always be considered pathological, prompting a search for a source of estrogen. Although hyperestrogenemia may be endogenous or exogenous in origin, most persons with prepubertal gynecomastia have normal serum concentrations of sex steroids, and an underlying cause is not identified.[2,3] In such cases, possible exposure to exogenous sources of estrogen should be considered. We investigated the cause of prepubertal gynecomastia in three otherwise healthy boys with normal serum concentrations of endogenous steroids.

CASE REPORTS

Patient 1

2007 刊登的這個説使用薰衣草或茶樹精油會導致男孩出現乳房發育的報告，曾掀起對精油使用的爭議。

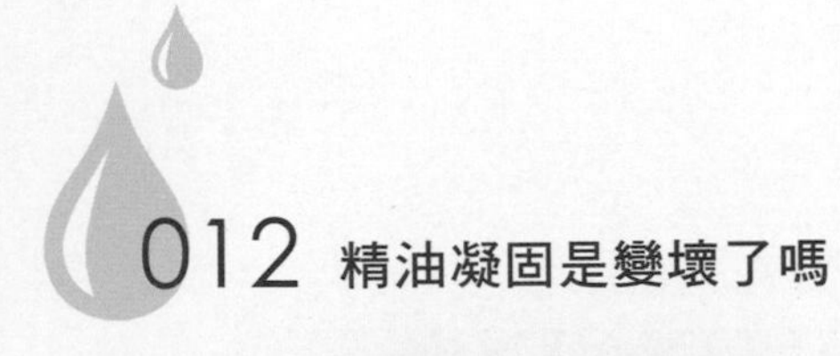

012 精油凝固是變壞了嗎？

會凝固才是正貨

每逢冬天，便會聽到很多精油新手慘叫說：「我花了很多錢買的玫瑰精油變壞了！」其實，只是她們心愛的精油凝固了吧。

有些精油如 Rose（玫瑰）或 Myrrh（沒藥）遇到氣溫變異時，便會產生結晶或質地變得好黏。這個狀況是在告訴大家，它們不但沒有變壞，而且是品質優良的正貨。

以最名貴的 Bulgarian Rose / Rose Otto / Rosa Damascena（保加利亞玫瑰）精油為例，如果品質夠純正，裡面所含的天然玫瑰蠟在低於攝氏 20 度的環境便有機會凝固（以筆者經驗，在香港和台灣地區則會於大概攝氏 15 度左右凝固）。鑑於只有透過蒸餾程序萃取出來的玫瑰精油才會產生玫瑰蠟，因此也證明了精油並不是較便宜的玫瑰 Absolute（原精），也代表你也沒有被騙，是好消息啊！

而 Myrrh（沒藥）精油因為是從植物的 resin（樹脂）蒸餾出來，本身質地也較厚，所以當打開使用後便很容易出現精油凝固在蓋子周圍的情況，這跟玫瑰精油會凝固的成因不同。

把凝固的精油回覆正常的方法：

（i） 放在身體暖的位置預熱（如：手掌合十、腋下）
（ii） 放在口袋裡面
（iii） 放在一碗微溫的暖水裡面（這種熱度並不會破壞精油療癒價值的）
（iv） 帶進充滿熱蒸氣的浴室

對於 Myrrh 精油，建議每次用完必需要存放在陰涼處，或以 100% 純植物油輕抹在蓋子位置才蓋上。

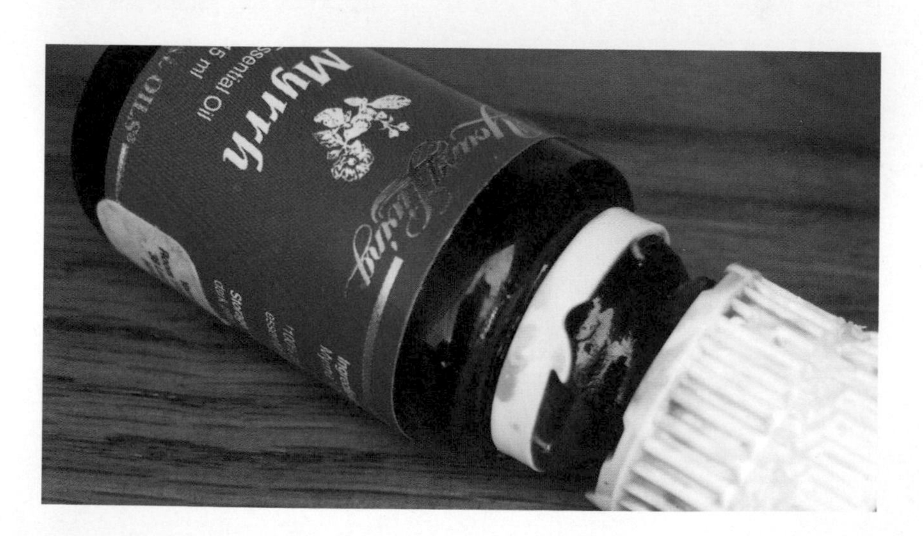

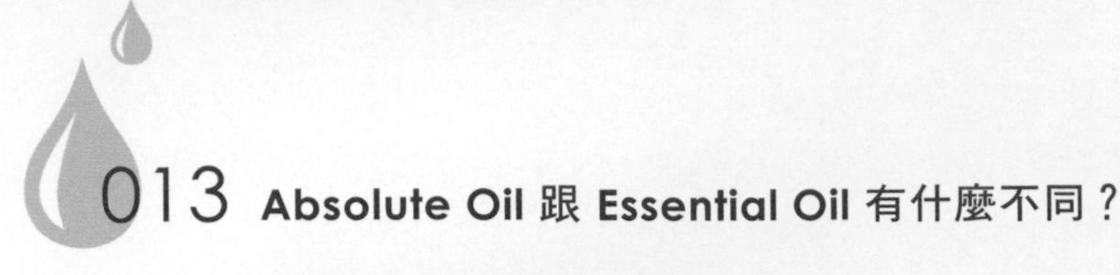

013 Absolute Oil 跟 Essential Oil 有什麼不同？

製造方法很不一樣

之前已簡單地介紹過幾種不同精油萃取法（參閱 pg.21），雖然大部分精油是採用蒸餾方法製成，但有些植物的花瓣香氣經過蒸餾過程後便會完全消失，因此需要用凝吸法或以溶劑萃取法直接從植物體內提煉以保留原始花香。這個萃取法首先以溶劑來抽取植物中易揮發及不易揮發的物質，接著將溶劑過濾或揮發後再進行一系列處理，分離後得到精油。而透過這種方法萃取出來的製成品就是 Absolute Oil（原精）。

市面最常見的 Absolute Oil 有玫瑰（但 YL 的玫瑰精油是以蒸餾萃取的精油）、茉莉，和橙花。原精的香氣濃烈，植物本身之療效價值也不會因為萃取方法不同而影響。不過由於製作過程涉及使用酒精和溶劑，有害成分很有機會殘留在那些質量沒有保證的精油裡面，敬請留意。

而採用蒸餾法、壓榨法或 CO_2 二氧化碳超臨界方法萃取的就會叫做 Essential Oil（精油）。還有利用溶劑萃取法萃取植物的花朵、花瓣、花芽等部位，首次萃取的叫 Concrete（凝脂或凝香體）；若萃取的是植物天然蜂蜜物如樹膠、樹脂、樹膏等，首次的產物稱作 Resinoid（樹脂）。由於凝香體含有植物的蠟質、油脂、精油及被溶劑分解的其它植物成分而含有植物蠟，因此常溫下的 concrete 會是固體。

原精保留了很多植物中的大分子化學成分，因此香氣更加濃郁，層次也較為豐富，顏色也比較神色。但由於含有微量化學溶劑殘留，所以不建議內服。

花瓣所含精油非常稀少，就以 YL 玫瑰花瓣為例，每 22 磅的玫瑰花瓣才能若萃 5ml 的精油，因此用蒸餾法若萃取得到的精油價格自然昂貴。

原精萃取法：

Step 1：

舊時原精是採用“脂吸法”萃，在玻璃板上塗上脂肪，將新鮮的珍貴花朵一片片鋪在脂肪，再用木架將玻璃層層堆架；

Step 2：

花朵中的精油腺體會被脂肪吸收，這時要定時更換新鮮的花瓣，直到所有的脂肪都吸滿了精油，愈珍貴難萃取的花朵需要更多時間，以茉莉花而言，需要三週以上時間；

Step 3：

加入有機溶劑（如酒精）持續搖動 24 小時，讓脂肪與精油分離，這種萃取法的精油純度很高，味道較濃烈；近年脂吸法已停用，被溶劑萃取法替代；

Step 4：

再倒入酒精，待酒精會揮發，原精會與這些蠟分離，就能得到高品質的原精。但注意原精如果存放不良或較久易有溶劑味道呢！

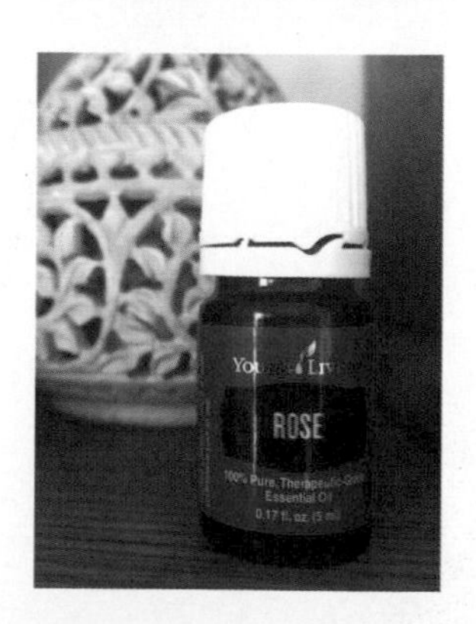

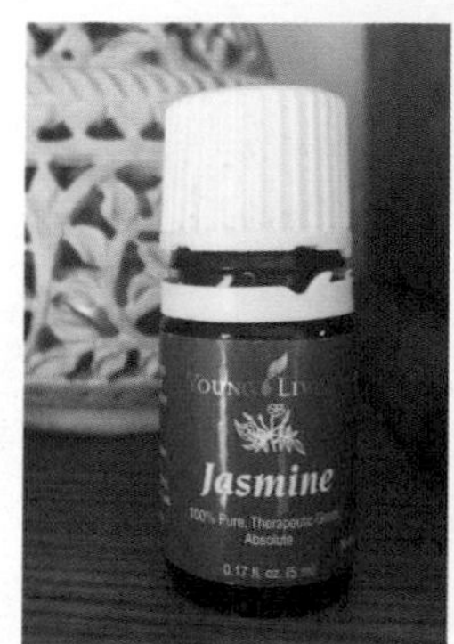

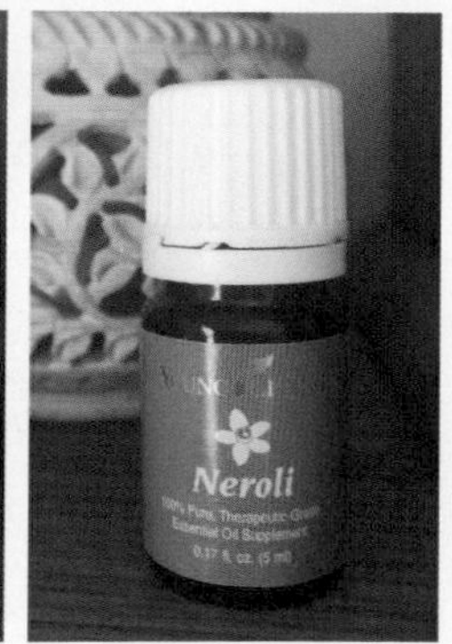

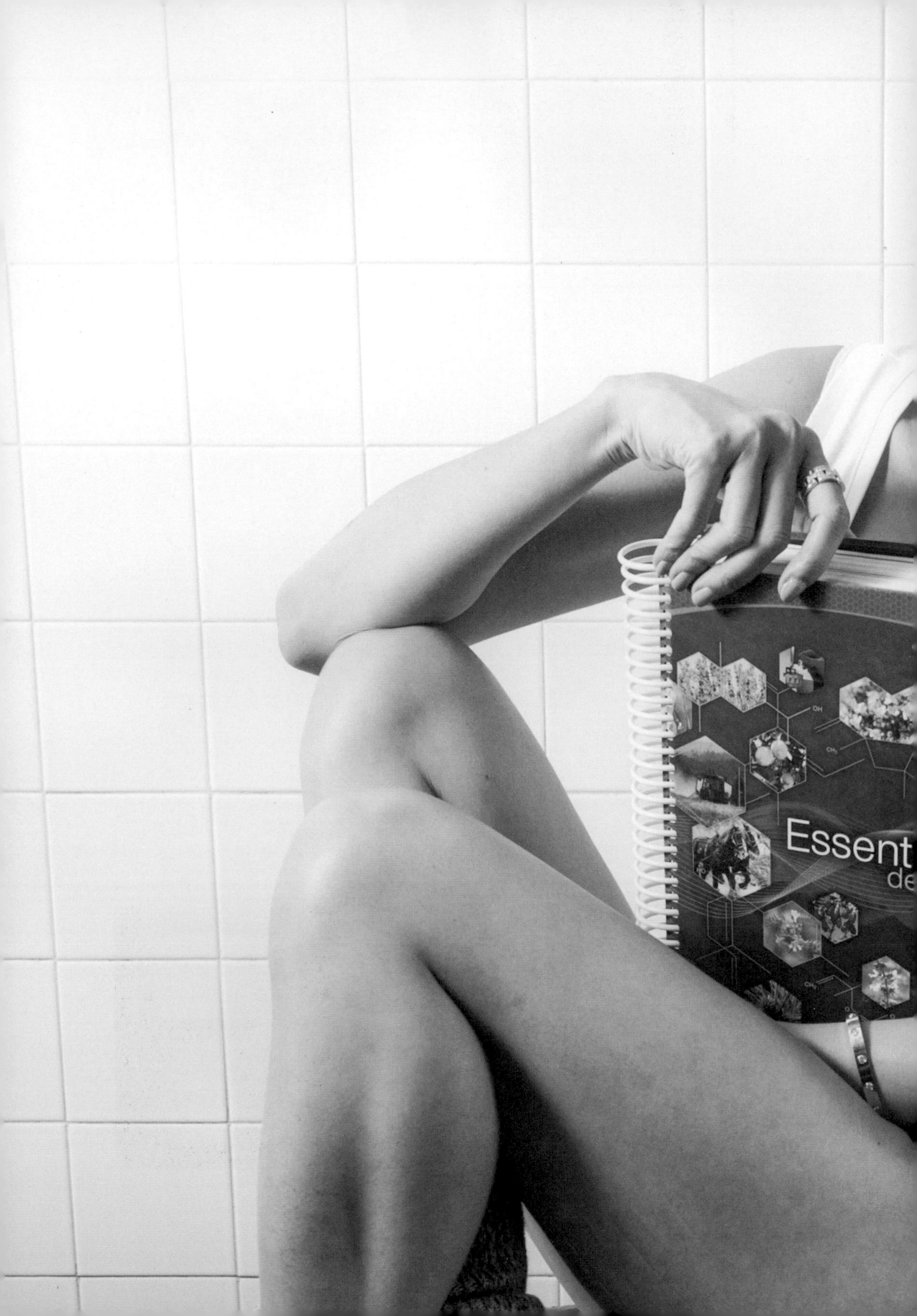

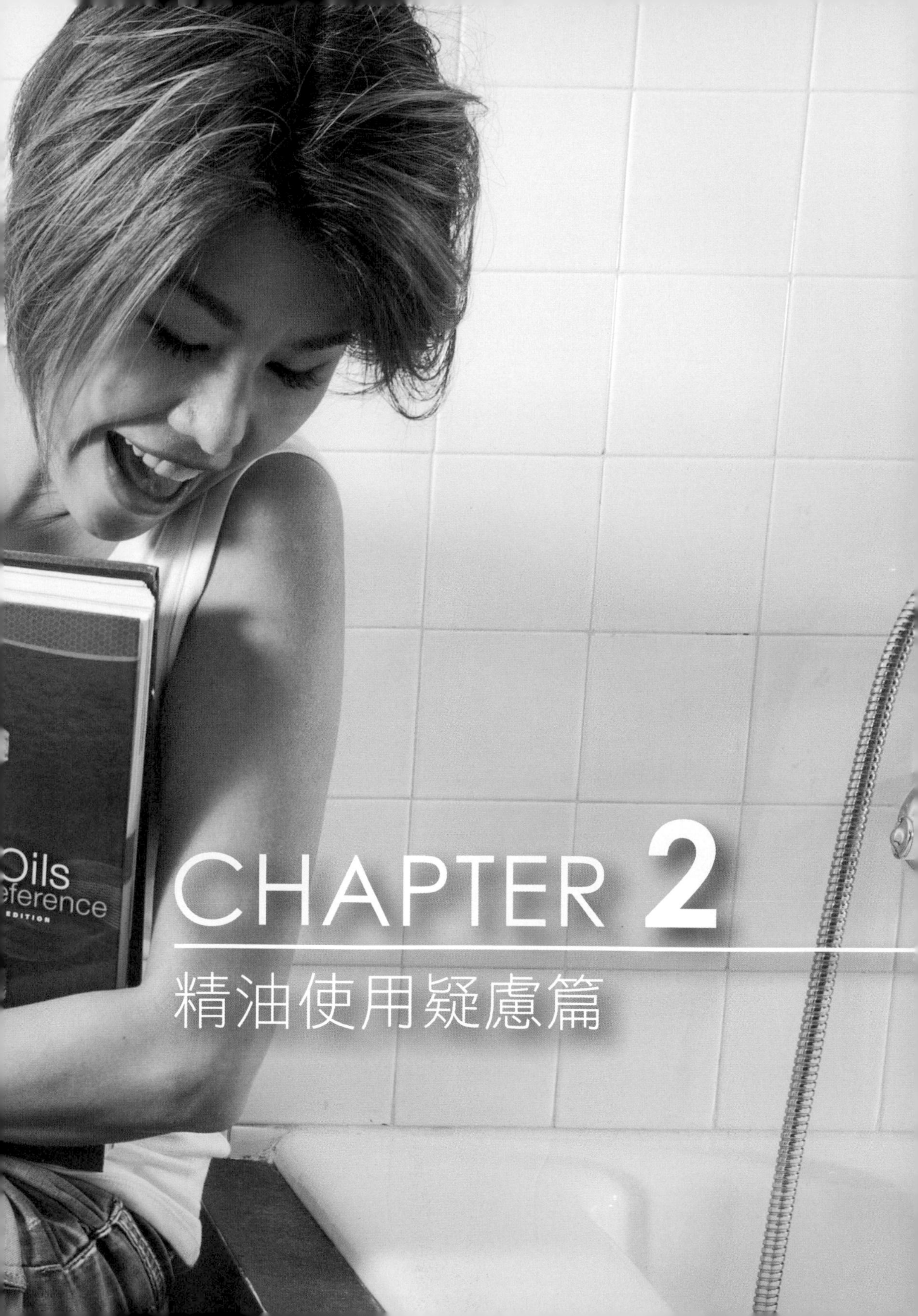

CHAPTER 2

精油使用疑慮篇

014 精油有幾種使用方法？

質量好自然創意高

由於品質上的不同，坊間買到的一般天然精油比較適合作擴香用途，必須稀釋才能使用在身體上，但這些精油的療癒功效成疑。
（筆者按：如果含毒素或人工化學成分的精油就無論是擴香、外用或內服都不建議！）

療癒級精油可以作一般性外用、直接或稀釋用於人體和動物身上、擴香，甚至內服（可參考 FDA GRAS - Generally Regarded As Safe for consumption 的食用級別精油）。

而筆者聽過最有趣的用法，是於新居裝潢期間把不同的精油混入油漆裡面然後塗在不同房間的牆上；或把精油塗在收銀機、錢包、手提電話、公事包之類，以及應用在各式各樣的烹調裡。天然精油本身蘊含能量與頻率，使用時只要有清晰的意向和發揮點創意，隨時會帶來很意想不到的效果。

優質療癒級精油用法：

外用	
家居	家居清潔、消毒、洗衣服、淨化空氣、擴香
人體	塗於患處 / 腳底 / 其他反射區、混在天然護膚品、消毒、身體護理、熱敷 / 冷敷、泡腳 / 泡澡、肛塞、香水、擴香
動物	塗在毛髮 / 皮膚 、擴香
內服	烹飪、滴入素食膠囊內、滴在舌頭下含一會後吞服、混入野生蜜糖 / 天然楓葉糖漿 / 蘆薈 / 天然植物油 / 飲料 … 等

把握黃金 60 秒！

如身體遇到狀況，只要趕緊在事發後的黃金 60 秒內使用療癒級精油，對支持傷口復原的速度會有顯著效用，癒合情況也特別理想。信不信由你！不過筆者親身試過，覺得效果令人詫異。

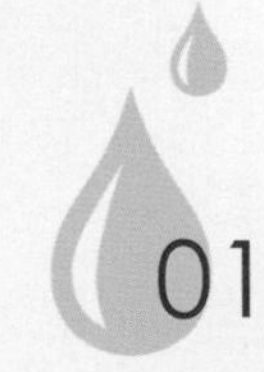

015 那種精油用法較好？

選擇適合自己所需的就好

不管是外用、擴香或內服也好，精油到最後還是會被吸收進入血管及遍佈全身，但速度上是有快慢之分。

在療癒級精油圈子一直盛傳的說法是：外用後約 2-3 分鐘精油便會進入血管；外用和內服只要約 20 分鐘便能完全滲透身體所有和每個細胞；新陳代謝發生在使用後約 2.5 小時；吸入精油後約 22 秒便能接觸大腦。

在某些情況下，如：體重管理、支持荷爾蒙系統運作、平衡情緒等，吸入精油會比較直接有效，這是因為人體的嗅球跟大腦邊緣系統很接近，只要收到訊息，便傳遞至杏仁體時再發送到整個大腦邊緣系統，而療癒級精油的性質（刺激 / 舒緩 / 鎮定 / 平衡等等）之分子和震動頻率透過嗅覺直接最快被傳送到大腦邊緣體的下視丘，然後大腦收到相關訊號進行調節身體各部份，讓我們最快體驗到相關功效，或產生情緒上的反應，支持身體的自癒過程。所以擴香、直接從精油瓶子吸入，塗在鼻翼、頸項、手腕等身體部位也可以。

如果想平衡身體各種狀況可考慮外用，若品牌建議可內服的話，則可自行選擇這個用法。筆者經過嚴選後推介可內服的品牌包括 Young Living，Rocky Mountain Oils（RMO），Original Swiss Aromatics 和 green envee。外用時可塗在腳底或身體其它反射區及塗在所需部位（直接或稀釋需參照品牌建議，小孩稀釋比例請參閱 pg.74）

016 精油膠囊可預先備製嗎？買那種膠囊好？

無需要太多

備製精油膠囊這做法雖然方便，但由於療癒級精油成分極濃縮，會很易把膠囊溶掉，所以備製的話建議數量別要太多，最多兩天的備用份量就夠了。製成後必須用玻璃、瓷製或不鏽鋼等不會被精油溶掉的器皿儲存，並最好放在冰櫃或陰涼處。

市面上買到的膠囊主要有兩種：Gelatin Capsule（明膠 / 吉利丁膠囊）或 Vegetarian Capsule（植物 / 素食膠囊）。

筆者強烈建議各位使用較健康和可以容易被腸道溶解的 Vegetarian Capsule，因此購買時請認明清楚。

	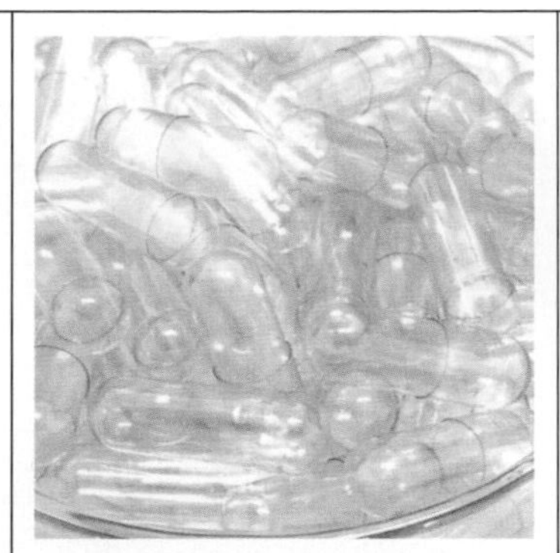 Gelatin Capsule	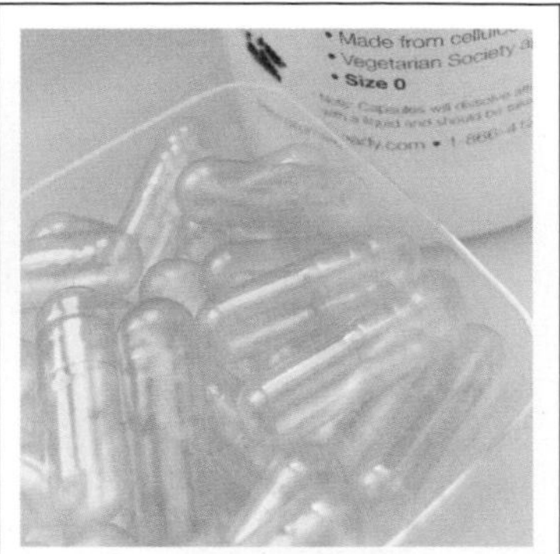 Vegetarian Capsule
成分	動物骨頭、結締組織	植物纖維素（如：松木或棉花）
化學成分	有	或者（GMO 基因改良植物、農藥）
溶解速度	慢	快
備註	不建議使用	如含有葡萄糖胺，或可減慢軟骨退化，對關節炎患者帶來正面影響。

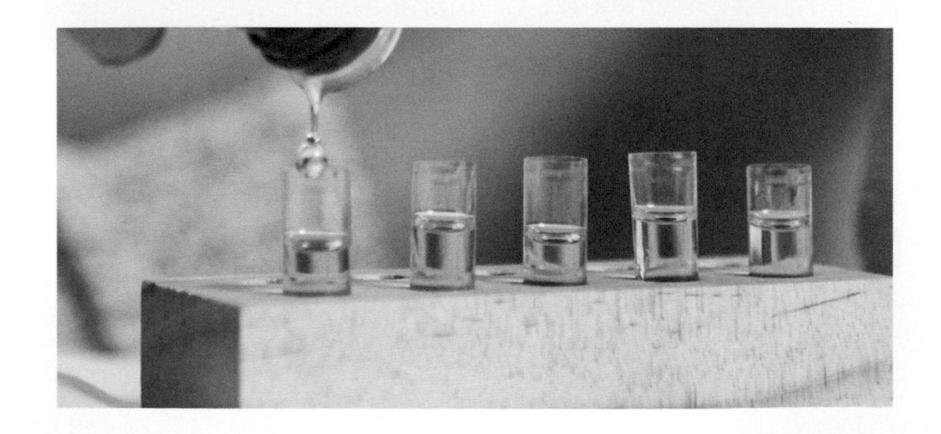

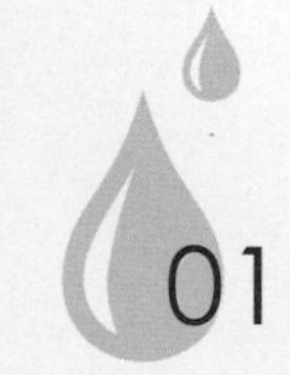

017 精油不是水溶性，怎麼辦？

加入天然分散劑便可

眾所週知，精油的物理特性無法與水相融。如不是直接使用時，便需加入分散劑一併使用了。常見的分散劑有無害酒精、含脂肪的天然植物油、Epsom Salt（愛生鹽 / 瀉鹽）、Himalayan Salt（喜馬拉雅鹽）、野生蜜糖、天然護膚乳霜、蘆薈、蘇打粉等等。

分散劑

用法	無害酒精	純天然植物油	野生蜜糖	有機楓葉糖漿	Epsom（愛生鹽）	純天然膚膚品	蘇打粉	Witch Hazel（金縷梅）	蘆薈
清潔	✔					✔	✔		
泡澡					✔				
按摩		✔							
美容皮膚	✔					✔		✔	✔
內服		✔	✔	✔					✔

那隻鹽比較好？

	愛生鹽	喜馬拉雅鹽
顏色	白色（非化學物飄染）	粉紅色
成分	鎂、硫酸的純礦物複合物	鎂、硫酸還有 82 種礦物
內服	✘	✔
外用	✔	✔
功效 舒緩炎症	✔	✔
皮膚問題	✔ （如痘痘，背部粒粒、濕疹等）	✘
消除疲勞	✔	✔
肌肉勞損	✔	✔
分解 Phenol（酚）	✔	✔
清洗氣場 / 負能量	✔	✔
分段吸收	✔ （長達 9 小時）	✘
價格	港幣 $110 / 1kg （約新台幣 460 元）	港幣 $125 / 1kg （約新台幣 520 元）

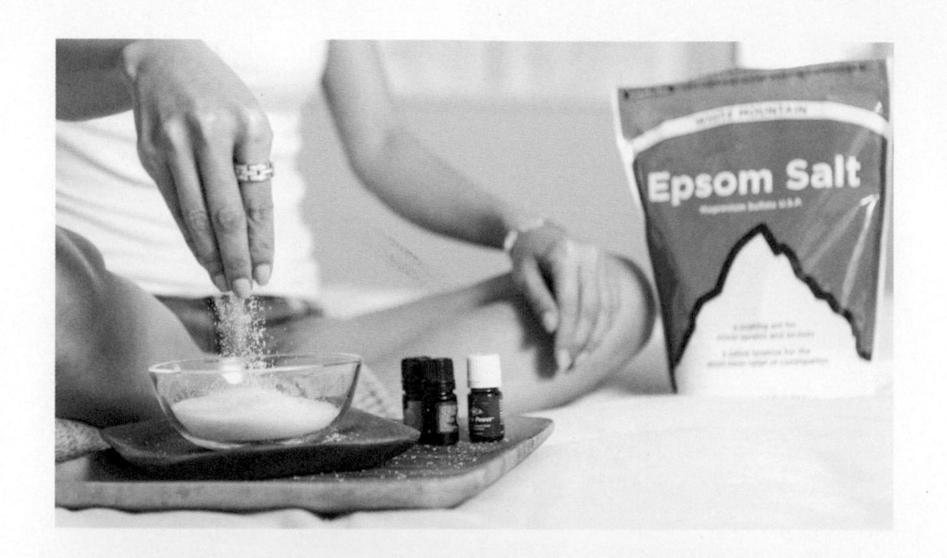

無論是舒緩肌肉疼痛或用作定期洗滌氣場，用過愛生鹽後的感覺也特別舒服、輕鬆。著名養生專欄作家嚴浩先生更多次於其專欄介紹愛生鹽之好處及提供多個偏方（尤其是支持心臟和問題皮膚），大家不妨參考。

為什麼常聽到建議把精油加進水裡喝呢？
以筆者經驗，把療癒級精油（如檸檬、薄荷等）加進水裡面喝也是為了支持身體某些系統作保健用途。雖然把精油加進水裡面並沒有稀釋作用，卻可以令用家喝更多的水以支援身體正常運作。既然多飲水對身體很有益處，而有些用家又不喜歡把療癒級精油直接吞服，把兩者混在一起也未嘗不是可行的辦法。

Healthy isn't a goal, it's a way of living.

健康不是目標，而是一種生活態度。

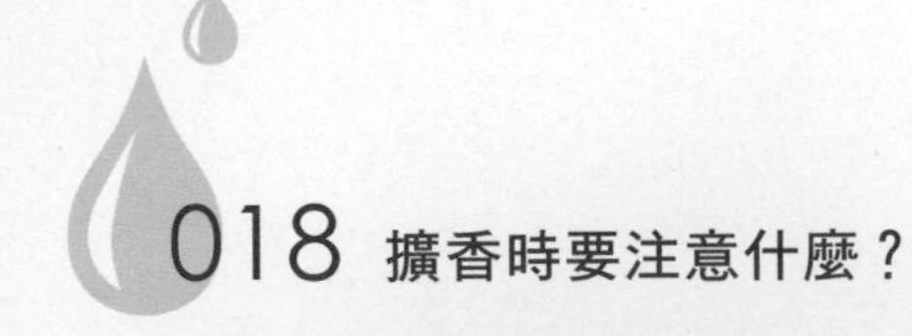

018 擴香時要注意什麼？

不宜加熱式擴香

全世界各大小按摩店和Spa常見的精油擴香法是把精油放在一個下面點著蠟燭或有小燈泡設計的器皿上加熱。但如果精油不夠純正的話，這種擴香法便有機會把危害健康的毒氣也一併釋放出來。至於用這方法把療癒級精油擴香，筆者則認為是有點「大材小用」，所以不建議這樣浪費珍貴的精油。

較普遍的擴香方法，是直接用 Ultrasonic Diffuser（超聲波擴香儀）把精油加入淨化水後進行擴香。這個做法可以把精油分子分解成很微小的薄霧，於迅間覆蓋幾百呎空間，而精油分子更可持續懸浮在空氣中長達數個小時。建議初用者可由每天擴香 15-30 分鐘開始，待適應後逐漸增加至 1-2 小時或更多。

擴香時須確保使用的精油質地本身不太厚，否則便有機會把擴香儀堵塞。而使用 Blended Oils（複方精油）時每次只好用一種，不然有機會改變精油味道和療癒價值；Single Oils（單方精油）則可以同時用多於一種，甚至把單方精油混入複方精油裡面也可以。

市面上最常見的有兩種噴霧式擴香儀，分別是需要加水並利用超聲波原理的 Ultrasonic Diffuser；和不用加水，直接從精油瓶子或滴入精油擴香精油的 Nebulizer 震盪式擴香儀。

擴香儀的比較

用法	超聲波擴香儀	震盪式擴香儀器
原理	把精油混入水之後，利用高頻率把精油分解成微細粒子的負離子薄霧	精油經馬達震盪後變成細小油滴並發散達到擴香效果
用油量	少（2-5 滴療癒級精油）	多（平均 1 小時消耗約 15-20 滴份量）
擴香範圍	視乎款式，100ml 水加入精油後可接觸數百呎到約 2000 呎的空間	視乎款式，平能接觸數百呎的空間
擴香時間	視乎款式和時間制功能，由 2-8 小時不等	視乎款式和時間制功能，一般分段式擴香 1-2 小時

除了用擴香儀外，還可以參考以下簡易的 D.I.Y. 擴香法：

（i） 把喜愛的精油滴在松木片上然後放在抽屜或衣帽間內；
（ii） 把精油滴在濕棉花球、紙巾、布料上，放在暖氣、空調等的出風口或夾在風扇安全位置；
（iii） 把精油放在一盤熱水裡面，或放在一個仍然温熱的鍋子裡；

019 精油可治病，不用看醫生？

我們已進入後抗生素時代

對很多用家來説，精油是保持身體健康的其中一種輔助性方法，是西藥以外較天然的一個選擇。如使用優質療癒級精油再配合適當用法來進行保健，效果是可以令人非常滿意。但作為一個負責任的用家，是絕不會告訴別人精油可「治病」、甚至取代傳統西方醫學的。

不過，抗生素和不少西藥（如退燒藥 Paracetamol，坊間買到抗生素 "Z-Pack" 等）亦已被公開證實對人體帶來嚴重傷害及後果，這確是不用質疑而且需要大家正視和警惕的問題。

近年來，國際權威組織就濫用抗生素現象分別發出警告。世界衛生組織總幹事陳馮富珍在 2012 年 3 月瑞典哥本哈根召開的傳染病大會上指出，我們可能正在進入「後抗生素時代」，指的是抗生素濫用造成細菌耐藥性增強，加上近年來新抗生素的研發進展緩慢，成果頗少，可能使現存抗生素面臨無效的風險，從而導致「現代醫學的終結」；

2013 年 5 月第 66 屆世界衛生大會上建議，各國應做出準備強化慎用抗生素的國家政策，致力推動合理使用抗生素等措施；英國《首席醫務官年度報告》呼籲政府重視抗生素的使用狀況，並盡可能地減少病人服用抗生素的數量；法國則通過公共衛生運動來減少抗生素的使用；同年 9 月，英國衛生部首席醫務官 Dame Sally Davies 教授的著作《藥品失效了》（The Drugs Don't Work : A Global Threat），也傳遞了抗生素濫用造成細菌的耐藥性，讓人類可能出現無藥可用的危險狀況。

2014 年 4 月，世界衛生組織助理總幹事福田敬二（Keiji Fukud）發表名為「耐藥性細菌：全球監測報告」的第一份全球性報告，在收集來自 114 個國家的數據顯示，世界各地都有醫院報告「無法治療或接近無法治療」的感染，和一些感染使用「不得已而為之」的重藥劑被證明完全無效。而世衛也建議公眾，勿隨意分享醫生處方的抗生素給他人，並建議衛生工作者和藥劑師只有在必要時才開處方和配藥的抗生素；

到了 2015 年 11 月，世界衛生組織首個「提高抗生素認識週」正式舉行讓公眾慎重對待抗生素，並提高全球對抗生素耐藥問題的認識，教育抗生素只能在有衛生專業人員處方的情況下才能用於治療細菌感染，不能與他人共用，並且應在治療全過程中完成使用，不能留存備用。

筆者雖然崇尚自然療法，並於 2010 年起棄用西藥治療，但仍會建議大家當身體出現狀況，可先找專業醫生診症後再負責任地決定要採取那種適合自己治療法。

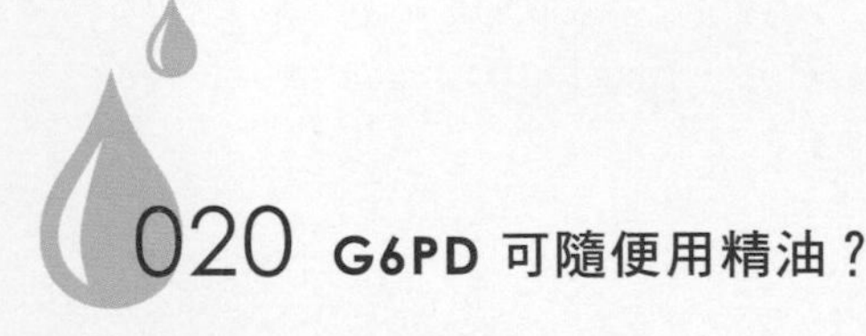

020 G6PD 可隨便用精油？

人造成分 VS 天然成分之分別

G6PD（蠶豆症）是跟紅血球中葡萄糖 - 六 - 磷酸鹽去氫酵素功能缺乏有關，患者會因為接觸或食用倒某些特定物質和成分如：氧化性藥物、蠶豆、樟腦丸（又稱為臭丸）、含有萘類的防蟲片、金銀花、珍珠末、牛黃，以及部分分解熱鎮痛劑時因為紅血球無法將過多的氧化物還原等原因而導致破壞，出現溶血反應及相關症狀。

因此有蠶豆症的患者絕對不能隨便亂用坊間買到的劣質精油，因為含有人造樟腦成分的精油有機會會引致病發。然而適當地使用成分全是從天然植物提煉出來的療癒級精油則相對屬於安全。這是因為優質的療癒級精油內所含的是天然樟腦，其天然特性是不會像人造樟腦那樣分裂紅血球導致病發，香港特別行政區衛生署家庭健康服務網站上也清楚指名：「根據最新研究顯示，天然樟腦不會引致溶血症」。

而有些被傳含有樟腦成分的植物，在筆者用的精油裡面根本也找不到：

被傳含有樟腦的植物	精油內的含量 ^	
奧寇梯木	Ocotea	0 %
羅勒	Basil	0 %
薄荷家族的植物	Eucalyptus Radiata Eucalyptus Globulus Peppermint	0 % 0 % 0 %

為供大家參考，以下是含天然樟腦成分的 YL 產品：

精油	所含成分
Purification^	Lanvandin（學 Lavandula Hybrida - 而此成分含 5-12% 天然樟腦）
Rosemary^	學名：Rosmarinus Officinalis，含天然樟腦約 5-15%

以下 YL 產品則含有 Rosemary 精油成分 ^

AromaGuard Meadow Mist Deodorant
AromaGuard Mountain Mint Deodorant
Clarity
ComfortTone
Dentarome Toothpaste
Dentarome Plus Toothpaste
Dentarome Ultra Toothpaste
En-R-Gee
ICP
Juva Flex
Juva Tone
KidScents Toothpaste
Melrose
MultiGreens
Thieves 和 Thieves 的相關產品

^ YL 精油或產品名字

021 被反對在小孩身體用精油怎麼辦？

無知才是最大的恐懼

如果反對的人是為了保護小朋友的安全著想，筆者建議先欣賞他們的責任心。這種情況其實給予您很大空間去教育他們有關正確用精油的資訊，讓他們漸漸接受甚至一起稱為用家。

遇到這些情況，自己可以先用精油來舒緩一下情緒，繼而再一步一步用心感染對方：

1） 耐心聽清楚到底他們的擔心與恐懼是什麼？以我經驗，大部分時候他們都是因為對精油不明白不理解不清楚（簡單講，即是無知）。注意是細心聆聽，千萬別急於辯駁或講你想講的話；

2） 多做調查與研究，準備些深入淺出的資料、油的全成份或專業人士意見等，待他們準備好去聽時好好解釋你對小朋友用精油的目的及其好處，以便慢慢商量。畢竟，互相尊重是所有關係的基石；

3） 提出達成雙贏的方案與共識（例如：初步能否只用某些精油？）

不踏出第一步就永遠不知道結果如何，但您首先要清晰自己立場和相信自己的選擇。

022 吃西藥可同時用精油嗎？

抑制 VS 分解，請選擇吧！

患病時服用的大部分處方西藥和成藥（如感冒、發燒、抗生素等），用途很多是在於抑制免疫系統對抗體內病毒病菌，也會把免疫系統裡面中的益生菌全部殺掉；而精油則是支持身體系統的平衡。兩者效用可算是背道而馳，並不建議共用。如打算在停藥後使用療癒級精油也建議相隔最少 1-2 星期後才開始，還要有心理準備在這過程中，身體有機會把累積在體內的毒素排出來（參閱 pg.92）。

對於長期服用不屬抑壓病菌之處方西藥的人士來説，可自行選擇是否要用療癒級精油作為一種輔助保健。建議在服藥前後 4-6 小時才把精油用於身體上，而其餘時間則可考慮擴香使用。

再次提醒大家，世界衛生組織已宣佈很多抗生素無效並勸喻公眾勿隨意分享醫生處方的抗生素給別人，同時也建議衛生工作者和藥劑師如非必要切勿再肆意開抗生素處方（參閱 pg.61）；另外 FDA 和各醫學界人士也經常對不同的西藥所帶來對人體的嚴重傷害發出警示，無論各位用西藥或是用精油，也請多留意背後的風險評估及所帶來的影響。

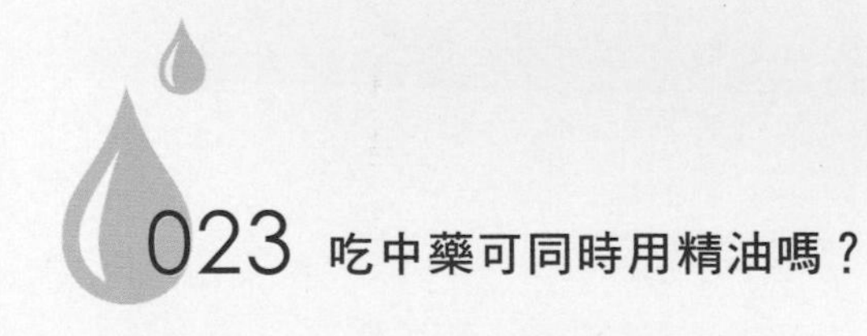

023 吃中藥可同時用精油嗎？

中草藥和精油屬調理養生

精油跟中草藥（不是中成藥）有著很多相似的地方：兩者都採用吸取了天地精華的植物來對人體作出固本培元的功效，保健身體、支持自身抵抗力系統運作。

中醫認為，通則不痛、痛則不通，毒素的堆積導致經絡不通則血液循環不暢，則氣不能運行，則水液無法代謝，則毒素無法排出，反覆惡性循環導致人體疾病纏身。

中草藥是通過藥引、藥方和煎煮熬等方法提取中藥湯汁（或磨成藥粉製成藥丸）內服，味道跟精油不一樣；而精油也不會把藥材所有物質萃取進入精油之中，即使是同一種材料，精油與中藥用起來的效用則不盡相同。例如：肉桂入藥有暖胃、促進循環作用，而用在精油，此為其中之一作用，但更大作用則是激勵免疫系統，驅蟲、抗黴菌等。又比如丹參入藥主治心血管問題，用在精油則主要在於支持內分泌系統。話雖如此，兩者背後的草藥理念其實也很一致，是為著要把體內毒素排出以達到陰陽平衡，因此兩者共用理應不會產生衝突。而近年來，中醫界更開啟了中藥精油的市場呢！

如正在口服中草藥者，可考慮先暫停口服精油，這樣一來能預防身體太忙碌應付不同的排毒需求，也可測試清楚那個方法更適合自己。用精油前，不妨先跟您的中醫研究一下再選擇如何互相配合。但也許各位要有心理準備是，比較保守又對精油不熟識的中醫或會反對你將中藥和精油共用的。筆者有幸遇上中環萬全堂的錢太，她是一位很摩登的中醫師，對中、西醫學、療癒級精油和自然療法如何能相輔相成發揮效果的態度非常開放，並一直給予很多支持和鼓勵。

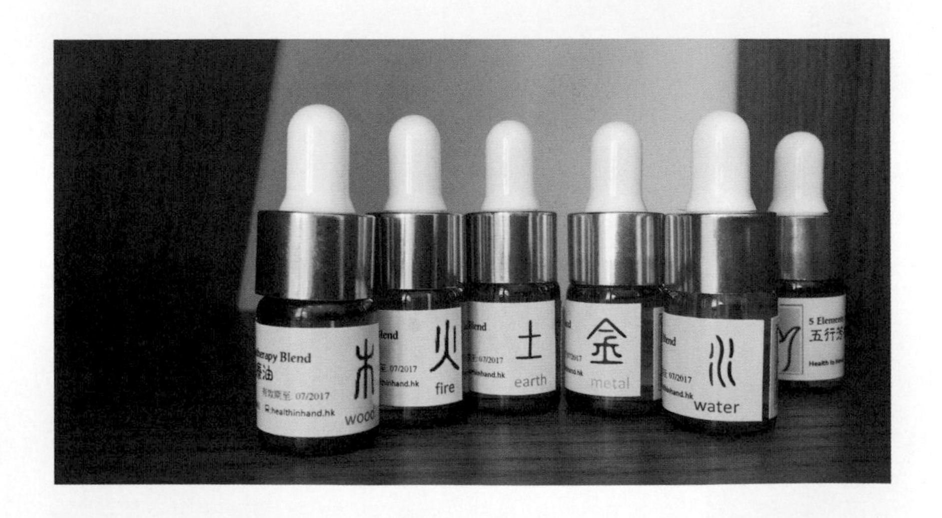

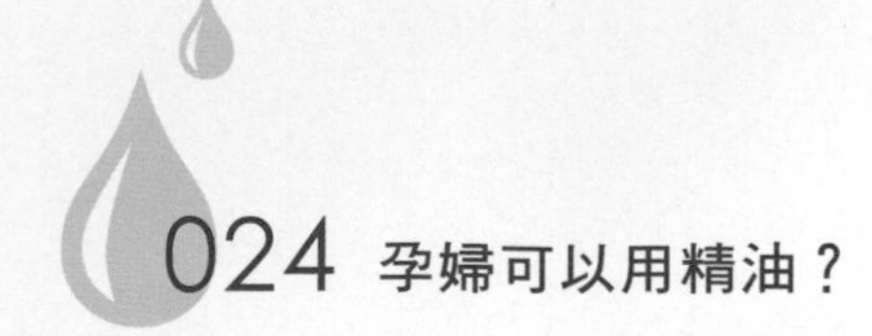

024 孕婦可以用精油？

只要小心選擇和使用便可以

坊間很多謠傳說孕婦用精油會導致流產，又說純度過高的精油具有一定的微毒性，對於代謝系統與吸收系統比較敏感的孕婦與胎兒會造成傷害與危險。其實講來講去，都跟品質有關。

如果孕婦真的不能用精油，那麼 YL 創辦人太太 Mary Young 便沒可能於十多年前分別以 54 歲和 57 歲超級高齡成功懷孕，並誕下兩名可愛、聰明又帥氣的孩子了！

其實不管是不是孕婦，任何人都不該用含有害人造化學物質的香薰油或精油。 本身既擁有自然療法學位的草藥大師，亦是 YL 資深用家的 Debra Raybern 撰寫了 “Gentle Babies” 這本孕婦和新手媽媽的「天書」，協助她們從懷孕到產前產後運用療癒級精油作護理和照顧初生嬰兒的各種竅門。

書中提到，即使很多芳香療法的書籍都會警告孕婦要避免於懷孕期間接觸到的一些精油如：Basil（羅勒）、Birch（樺木）、Calamus（蘆葦）、Cassia（決明子）、Cinnamon Bark（肉桂皮）、 Hyssop（牛膝草）、Idaho Tansy（艾菊）、Lavandin（醒目薰衣草）、Rosemary（迷迭香）、Sage（鼠尾草）、Tarragon（龍蒿）以及 Wintergreen（冬青），但被她診症過的孕婦很多都有繼續使用以上精油。但為著安全起見，建議各位準媽媽可先跟專業人士研究後再自行決定。

香港對芳療作為輔助醫療用途態度普遍依然保守，但近年對精油應用的公開認同也漸見曙光。2015 年 5 月，香港一所公立醫院（伊利沙伯醫院）正式推行以精油幫助孕婦減輕陣痛及背痛的問題。他們採用的品牌是來自英國的 Fleur，選用的精油包括：Roman Chamomile（羅馬洋甘菊）、Clary Sage（快樂鼠尾草）、Neroli（橙花）、Lavender（薰衣草）等。而 2016 年 2 月，寨卡病毒迅速在多國爆發，更有感染的嬰兒患上「小頭症」，有醫生呼籲孕婦用天然油取代蚊怕水。精油應用開始被廣泛認同和接受，對熱愛療癒級精油的用家真是一個很大的鼓舞。

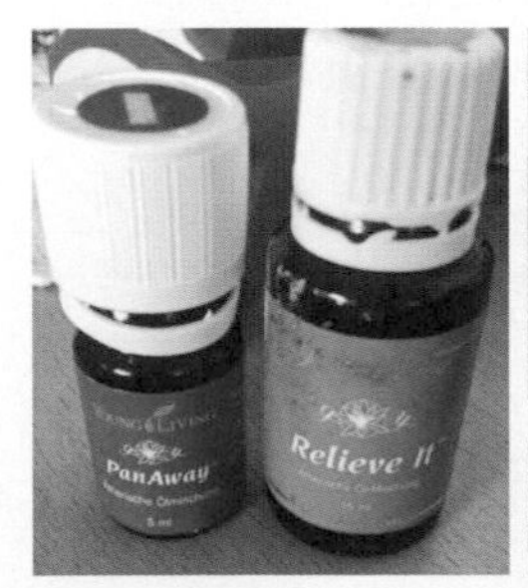

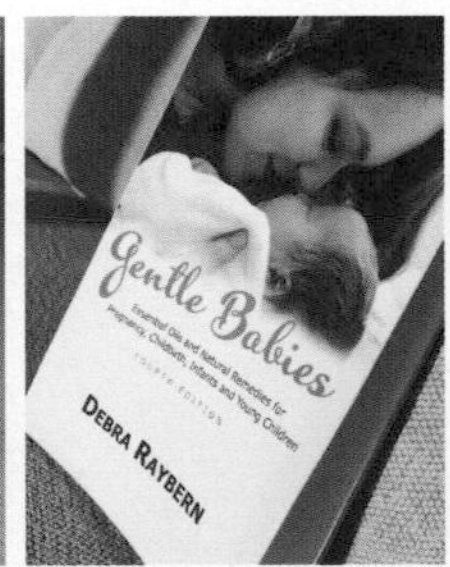

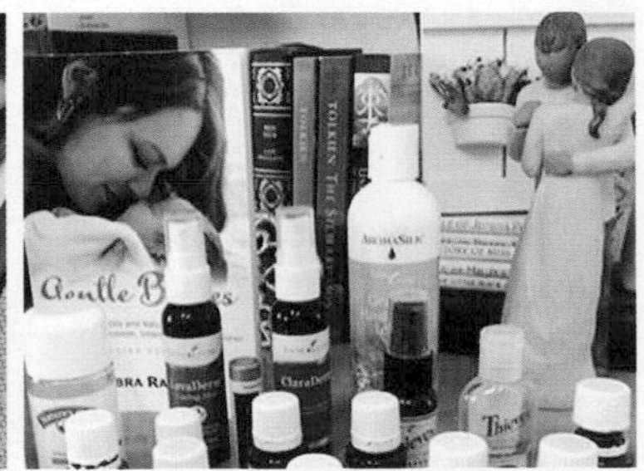

經常也有孕婦朋友把懷孕期間用的精油產品 post 上 Facebook，不見得她們真的太多避忌。

孕婦要避免使用的精油

其實優質療癒級精油的孕婦用家是未必有很多使用精油的禁忌，不過根據 "Gentle Babies" 一書，建議可避免用一些支持荷爾蒙系統的精油如 Tansy（艾菊）、Sage（鼠尾草）和 Clary Sage（快樂鼠尾草）。

025 什麼年紀適合使用精油？

由子宮到天宮都適用

據孕婦精油「天書」“Gentle Babies” 作者 Debra Raybern 指，準媽媽於懷孕期間全程也可用精油的。”Clinical Aromatherapy：Essential Oils in Practice” 作者 Jane Buckle 博士也指沒有任何紀錄顯示孕婦在正常使用精油（無論是吸入或直接使用）情況下而導致胎兒不正常或變成畸胎。這樣說來，我們不是由 0 歲開始就已經適合用精油了嗎？

筆者亦認識數十位「精油孕婦」所誕下的「精油寶寶」全部也身心健康、活潑可愛。聽她們分享，在懷孕期間適當地使用療癒級精油，令她們更有效管理情緒與壓力、脾氣較溫和外，連生理上的不適反應也相對沒那麼多、分娩時感覺較舒服和順利，而寶寶也是吃得好、睡得好一族！

生、老、病、死本來就是天理循環的大自然定律，而精油也是來自大自然原始的能量，每當有朋友遇到身邊有人因各種原因將要離世，我會建議他們替自己和快要離開的人用精油以減低身心靈痛楚與恐懼。

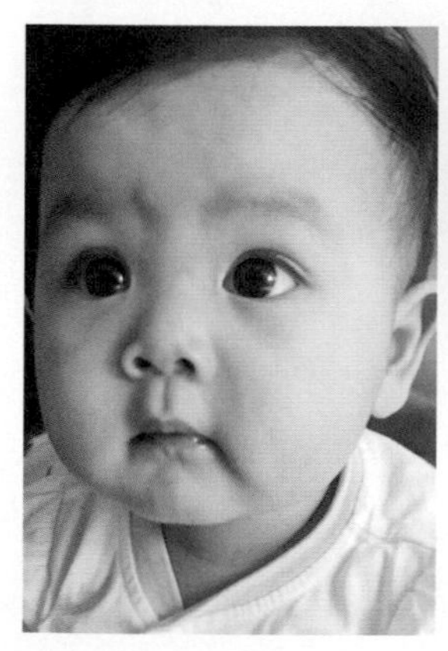

徐心怡（電視劇《愛回家》飾馬家好），born Oct 2015；

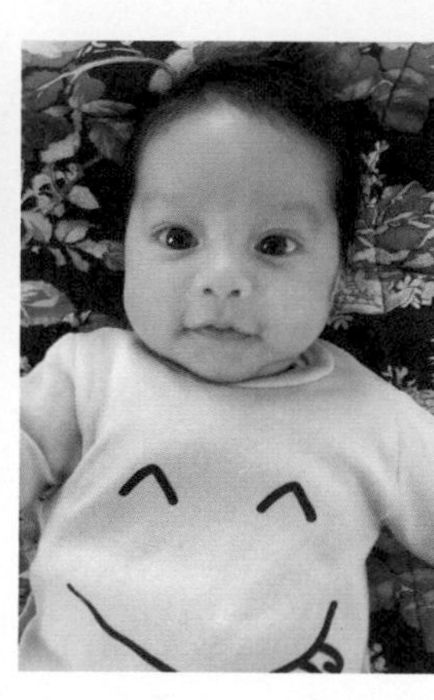

Javen Colombi，born March 2016；

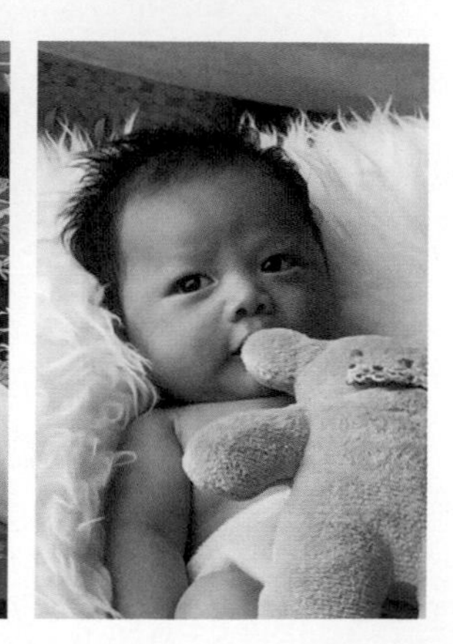

Jamie Chang，born April 2016；

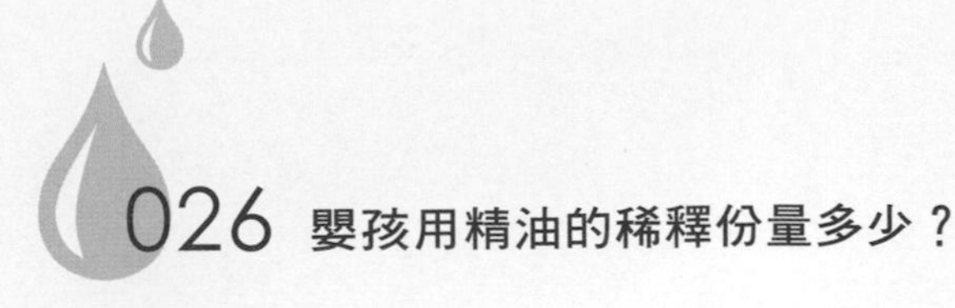

026 嬰孩用精油的稀釋份量多少？

When In Doubt, Use Common Sense

常聽到有人質疑，療癒級精油非常濃縮，1 滴來說對成年人都已經太多，如要應用在小孩身上，濃度應調低至 1% 以下；又說如果小孩已經用這麼高濃度的精油，身體適應以後就需要使用更高濃度才能解決相同問題。

筆者身邊有數以百計的療癒級精油用家也是直接使用合適的精油在初生寶寶身上的，最快更是於寶寶出生後幾分鐘使用，但暫時未曾聽過有任何導致生命有危險的個案。同時間，筆者也認識不少堅持稀釋精油才用在寶寶身上的用家，因此要不要稀釋使用精油絕對是基於個人偏好和選擇去各施各法，而不是跟隨欠缺彈性的一些所謂「準則」吧！

"Gentle Babies" 這本孕婦天書內指，如使用精油在寶寶身上時有戒心，可把精油跟純天然植物底油以 1:30 的比例稀釋，或從小劑量開始使用，甚至只是作擴香用途。建議在嬰兒房使用超聲波擴香儀只用數滴的份量和最多擴香 10-20 分鐘。也建議可諮詢衛生工作者和聽其他精油媽媽分享，及自己多閱讀和做研究等來作出最合適的選擇。

坊間對稀釋比例眾説紛紜，就讓我們用簡單的算術來分析一下：若把精油以 1:1 稀釋後全部塗上，身體吸收到的便是 1 滴精油所帶來的好處；如果把精油用 1:30 稀釋後只塗上 1-2 滴，身體只能享用 1/30 滴精油的功效，這比例或有機會是太稀了！其實稀釋比例未必有固定的方程式，各位精油媽媽必須要用常識再配合直覺隨機應變。

建議用在寶寶身上的精油稀釋比例參考 *：

歲數	直接使用	稀釋比例參考（精油：底油）	備註
0-12 個月	✔（腳底）	1：3	由於嬰兒皮膚幼嫩，切忌用性質較強和刺激的精油，免得嬰兒感覺不舒服。不建議把含 Menthol 成分高的精油（如 Peppermint）塗在喉嚨或頸項位置
1-2 歲	✔（腳底）	1：3	可考慮用性質較強的精油之時才稀釋。但不建議把 Menthol 成分較高的精油（如 Peppermint）塗在 12-18 個月大寶寶的喉嚨或頸項位置
2 歲以上	✔	1：1	

註：以上所提及「性質較強」的精油包括但不限於：Basil^，Cassia^，Cinnamon Bark^，Eucalyptus^，Hyssop^，Juniper^，Oregano^，Panaway^，Peppermint^，Thieves^，Thyme^ 和 Wintergreen^ 等。

最後提醒大家應用精油最關鍵是運用常識，除非小孩已經對使用精油有經驗和懂得獨立地安全使用，否則請謹記要把精油放在小孩接觸不到的地方！

* 只限使用 YL 精油
^ YL 精油名字

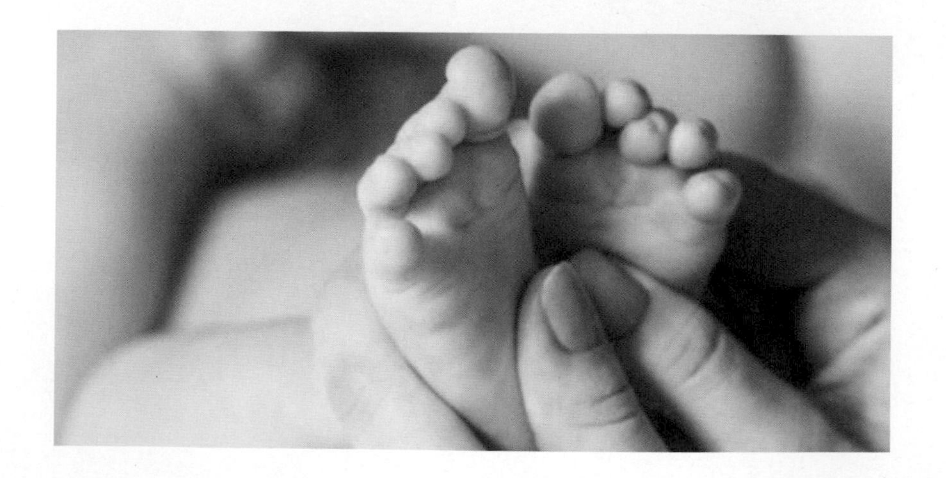

027 每次用精油最多可用幾種？用多少？隔多久用？

少量多塗是竅門

對本身免疫系統正常、身體已進行過深層排毒、使用精油已經非常有經驗甚至對當中竅門瞭如指掌的人士來説，即使每次用超過 4 種油在身上也能駕馭得到。讓一筆者會建議新手用家每次最多用 3 種精油並以 1:1 稀釋塗於身體不同位置，又或者把 3 種精油一層接一層塗在腳底位置，待適應及更能把握精油用法後，才把稀釋比例減少或直接使用。

若要把精油放入植物膠囊內服，資深用家通常會有既定配方，但也不會同時使用超過 5 種精油，而那些配方通常都只會選用單方精油的。

使用精油的祕技是每個位置塗一種精油，每次 1-2 滴。要讓精油發揮最大功效，頻密逐少用會比每次用上大量的精油來得更有效（例如：每天 10 次每次用 1 滴，而非每天 2 次每次 5 滴）。而直接吸入精油次數建議每天最多 10-15 次，如本身是哮喘患者則不建議直接從精油瓶子吸入。

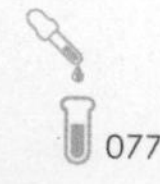

028 同時用多種精油怎樣決定先後次序？

身體的需要沒分次序的

我們塗精油時，身體會自動從精油裡面選擇有所需的分之來作平衡，而塗第二種精油的時候，身體又會重複以上，選擇所需的分之來協助平衡不同器官，如此類推。因此，不管次序怎樣也不會影響身體吸收精油的。然而，某些精油如 Copaiba 或 Peppermint 因為有對前所塗的精油能產生種擴大效應，建議可以塗在最後。

同時塗多種精油後切記要多喝水，因為身體不需要的精油分子可以透過尿液或便便、汗水、口水等排泄出體外，如果我們沒有喝足夠份量的開水，那麼毒素便會選擇在最快的途徑逃走 - 就是在皮膚層面爆發出來了！

當然，有時候也得用點 common sense 的。例如，如果想用精油來支援傷口，馬上滴一些很刺激的精油（例如：Sacred Frankincense，Melrose^ 等）便定會帶來一個很差很痛的體驗了！筆者會建議先用 Helichrysm 支援流血情況，然後用 Lavender 支援刺痛感覺，然後再用其他精油進行傷口清洗的用途，最後便塗 Copaiba。塗完精油之後，最好便是塗一層膏狀的天然植物油，這樣有一種像貼了藥布的效果，把所有精油「封頂」。

^ YL 精油名稱

029 為什麼塗精油要一層層塗在身體上？

混亂炮製複方精油或有不良效果

但我們把精油以 layering（一層層）塗的時候，每種精油都有機會把分子全面散發到身體裡去。除非是指定配方，否則如果我們自己胡亂在使用前把幾種精油混在一起的話，每種精油互相之間的互動或會產生新的東西和效果出來，或有機會發生以下情況：

1） 比本來單獨使用個別精油發揮更強勁效果；

2） 精油內某些分子被中和，雖然調配的精油味道很不錯，但其實沒有很大的療癒價值；

3） 品質不夠好的精油分子之間的互動產生潛在毒性

複方精油的效用有多高，除了基於所選用的精油外，也需要視乎很精準的用油比例，製造時所用不同成份的次序等，其實遠遠比我們想像中複雜啊！

030 精油用多了會有鈍化現象？

劣質或倒模式生產的才會鈍化

療癒級精油裡有超過二百種不同的療癒效用分子，而每一種分子的比例也會隨著栽種期間所遇到的氣候、溫度、濕度、太陽光照射等而影響其百份比。如果生產商的標準夠嚴格和嚴謹，每種精油甚至是必需根據既定的精油份子比率來進行蒸餾的。

由於天然栽種環境狀況不能預測和會有變數，因此每一批蒸餾出來的療癒級精油也會有差別。例如：當 Balsam Fir（冷杉）在愈冷的天氣下生長，療癒成分便愈多。而溫度的偏差亦會影響植物內療癒份子的比率，導致即使每批精油所含的成分一樣也好，但其實也並非完全相同 - 這一點正是純天然精油跟人造化學精油那些倒模式的生產最大的分別。

除了植物栽種過程受環境因素影響外，現今的病毒和細菌也在不停的在變種，而人體也在不停地改變和適應，既然如此，用療癒級精油當然就不會像使用劣質精油、人造精油、成藥或抗生素等等，長期使用後會出現鈍化現象和對支持身體健康變得沒效果了！

031 為什麼身體吸收精油速度很慢？

因為身體太酸了！

對於身體體質太酸的人來說，用療癒級精油會出現不被吸收的情況，無論滴多少和怎樣把它分散，精油都是留在皮膚表面或者被吸收得好慢。

要改善這個情況就必須改善飲食習慣，只需多進食鹼性食物去把體內的 pH 值鹼化。這樣不是單單為了能更有效吸收療癒級精油以發揮其價值，而是為了身體能更加健康。很多醫學研究已經證實，病毒只能在酸性的體內環境生存及破壞我們身體機能，為了健康著想，請減少吃酸性食物。

鹼性食物

食品	鹼度	食品	鹼度
乳、雞蛋		洋蔥	1.7
蛋白	3.2	薇	1.6
人乳	0.5		
牛乳	0.2	菇類	
		香菇	17.5
豆、豆製品		松茸	6.4
扁豆	1.8	玉蕈	3.7
大豆	10.2	海藻類	
紅豆	7.3	裙帶菜	260.8
豌豆夾	1.1	海帶	40.0
豆廚	0.1		
		醬菜	
蔬菜		黃蘿蔔	5.0
蒟蒻粉	56.2	什錦醬菜（福神菜）	1.3
紅薑	21.1		
菠菜	15.6	水果類	
撮菜	10.6	香蕉	8.8
芋	7.7	栗子	8.3
萵苣	7.2	草莓	5.6
紅蘿蔔	6.4	橘子	3.6
小松菜	6.4	蘋果	3.4
京菜	6.2	柿	2.7
百合	6.2	梨	2.6
三葉菜	5.8	葡萄	2.3
馬鈴薯	5.4	西瓜	2.1

032 精油用過量會傷肝？

視乎品質，因人而異

含有溶劑和人造添加成分的精油因為需要被身體分解和排毒，而導致肝臟有額外負荷，確實是會很傷肝。在之前章節已解釋過不同品質精油的分別，也提供了合適的建議用量，再加上使用精油真的很需要配合用家本身的體質和 common sense，所以對於用精油過量會不會傷肝，很難有絕對的答案，因為這問題本身也牽涉用的是什麼精油、誰在用和如何用等的因素。

一般來說，療癒級精油的用途是平衡身體所需，分子也非常容易透過人體身陳代謝而消耗了。若然使用劑量超出實際需要，多吸收了的療癒級精油是會透過小便排出體外，而不會像人造化學物質那樣殘留體內產生各種破壞的。

筆者曾出席過在克羅地亞的一個演講，並親耳聽著 YL 創辦人 Gary Young 分享自己選擇每天用植物膠囊服用最少 150 滴精油（其它精油和含有精油的天然營養補充劑還未計算在內），他每天使用的精油劑量又算不算是「過量」呢？那就真的難說了！

* 只限 YL 精油

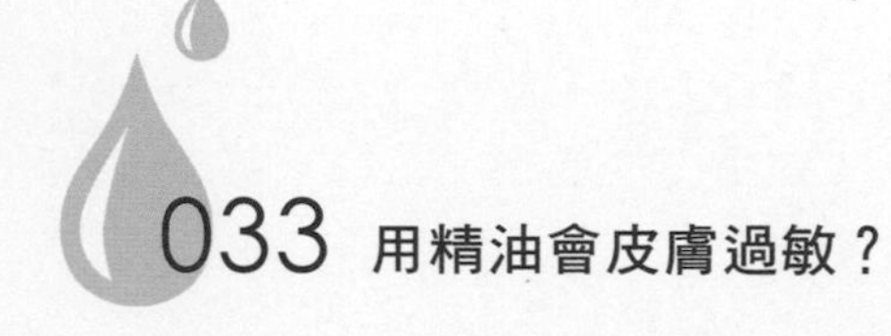

033 用精油會皮膚過敏？

先了解皮膚過敏的成因

使用優質療癒級精油絕大部分時候不會引發皮膚過敏，但在罕見和極端的情況下是有機會發生。

首先，不含任何人造化學的純精油已把皮膚過敏發生機率大大降低。而要刺激到皮膚出現過敏徵狀是需要物質本身含 Protein（蛋白質）或 Polypeptides（多肽縮多氨酸）的。但有趣是，以上所說兩種成分的分子比精油成分的分之都較為大，根本無法在蒸餾過程中被蒸餾到（筆者按：蒸餾過程最多可以讓分子重量達 500amu 通過，而蛋白質的分子重量已經遠超過 10,000amu）。除了以 cold pressed（冷榨）或其他非蒸餾方法萃取的精油（如柑橘類精油）有機會找到蛋白質的蹤影外，療癒級精油裡理應不含以上兩種致敏源。不過就算冷榨精油內有機會含有蛋白質，其分子也不能滲透入皮膚、進入細胞層，或在體內組織循環，也沒有參與精油對身體進行的任何療癒過程。

但如果用油者本身有 Anaphylatic shock 的過敏反應（即本身已對某些成份過敏，例如有人對蜂蜜、花生、腰果等有過敏反應的情況雷同）便是另一回事了。

最後補充是，有些人身體本身缺乏了某些酵素而不能分解某些精油內所含的天然化學物質（如 Phenols - 酚）而出現的排毒反應、或因錯誤地使用精油所產生的反應甚至異位性皮膚炎等情況則要另作別論。

034 精油用在化妝品安全嗎？

不安全的也許不是精油吧！

化妝品用的化學成份超過 13,000 種，但只有約 10% 被檢測過其安全度。除非某化妝品牌真的出現了問題，否則又是可以瞞天過海。又讓我用 FDA（美國食品藥品監督管理局）做個例子吧，其實整體來說，FDA 對化妝品是沒有檢察制度的，化妝品唯一需要被檢察的只有色素添加劑。

在美國，除了一種染髮劑外，其它所有化妝品用的色素添加劑必須通過 FDA 預先核可，如用上未經核可的色素添加劑即屬違法。所有化妝品必須用指定組合方法去清楚列名：類別 + 顏色 +No. + 數字，例如：FD&C Red No. 40；但也有簡化版：Red 40 都可以。如果沒有類別的則可以用為人熟識的統稱如：Henna，Caramel 等，但重點是都要經過預先核可。

但由於產品可能要外銷到國際市場，於是要根據歐盟或其它國家認可的 CI（Color Index）制度來標籤。因此，包裝上的色素添加劑又或者會被這樣列名：Yellow 5（CI 19140）之類。

問題是，此書之前提過，FDA 雖是權威機構但很多標準也充滿很多灰色漏洞。FDA 說「安全」的也並非全面能保證，FDA 說「不安全」的有時候又未必是絕對，因此消費者需要做很多功課，才能夠為自己決定是否安全。就以 Yellow 5（CI 19140）這色素添加劑為例，縱使「安全」，但又不能保證不會造成對肌膚的刺激，而且對阿斯匹靈過敏者，這色素會引發氣喘；而類似這種色素添加劑，是化妝品裡面常用的成份。

根據美國環境組織（EWG）指，女性平均一天用上 12 種個人護理 / 化妝產品，含有 168 種不同的化學成分；而加拿大 Enviromental Defense 一份報告："Heavy Metal Hazard: The Health Risks of Hidden Heavy Metals in Face Makeup" 裡面成測試 49 種市場普遍購買到的化妝品，結果是：

- 96% 含鉛
- 90% 含鈹
- 61% 含鉈
- 51% 含鎘
- 20% 含砷（砒霜）

還未計算我們日常接觸到且很毒害的 Paraben（對羥基苯甲酸酯），Sodium lauryl sulfate（月桂基硫酸鈉，又稱為 SLS），Phthalates（鄰苯二甲酸酯），Methylisothiazolinone（甲基異噻唑啉酮，又稱為 MIT），Toluene（甲苯）等。

説會化妝品內説含的精油成份，如果是用上劣質生產的精油的話，當然並不安全，但相比起以上所説的其他成分便真是小巫見大巫！然而如果產品是用上療癒級精油的成份，理應對天然成份與安全標準等有比較高的要求，會用上以上有害成份的機會也比較罕見，但也奉勸各位小心查看清楚。

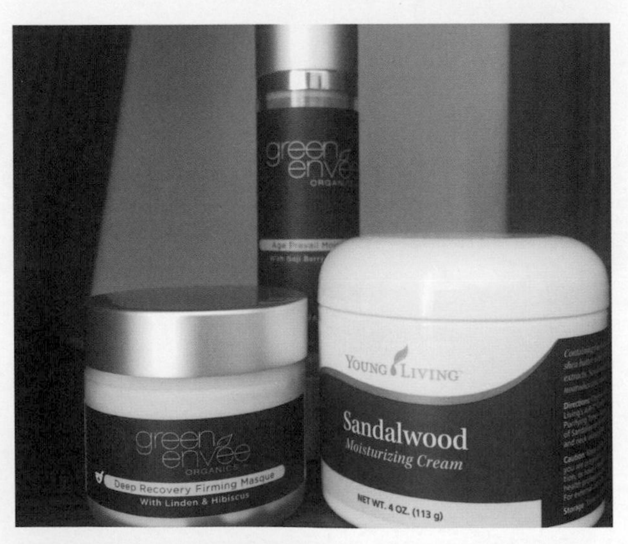

這是筆者多年研究以來用含有精油的護膚品裡面最滿意的品牌。

When you plant a seed of love,
it is you that blossom.
When you diffuse a great therapeutic oil,
everyone benefits.

當你栽種愛的種子，你就會盛開。
當你擴香優質精油，所有人會受惠。

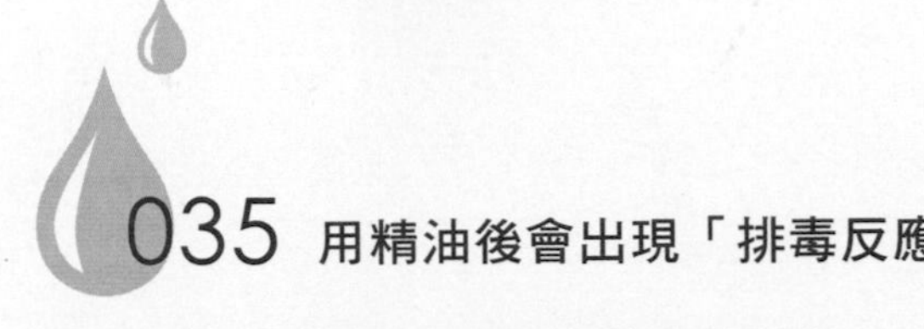

035 用精油後會出現「排毒反應」？

都是一個邁向健康的過程

之前已經解析過療癒級精油跟中草藥原理相近，是根據人體臟腑之間與經絡的協同關係，先通再調後補，因此排出體內毒素以回復人體平衡，是改善身體亞健康狀態的重要一環。

要知道，我們日常吃的、用的都不斷被污染、改良，或添加了很多有害的人造化學物質和重金屬，而這些毒素一旦被吸收，會殘留在皮層下並透過滲入血管累積我們體內，有時長達數月甚至好多年，直到我們用一些特定方法或物質把它們排出，否則這些毒素可一直留在人體內影響健康。

一個充滿毒素的身體，肝臟本身已經好大負荷，機能上也很大機會不在最理想狀態，於是毒素便唯有在人體最大的器官 - 皮膚，被排出來而出現如疹子、水泡、脱皮等徵狀了！除此以外，有些人更會遇上情緒排毒（參閱 pg.134）

另一個常見而導致使用精油後出現排毒反應的原因，是身體缺乏足夠所需的酵素來分解精油裡面所含的 Phenols（酚）。

眾所週知，人體自身酵素分泌量非常有限，但體內各個細胞、組織、器官系統中均有酵素參與，並要有適當的酵素才能發揮作用，因此我們必需透過進食含有豐富酵素的食物（如新鮮蔬果）或營養補充劑來補充。如果我們過度消耗了酵素又不及時補充，人體的消化、分解及代謝等功能就不能順利進行。

一個正常的身體，會擁有健康的 Sulfate（硫酸）或肝臟酵素水平來分解 Phenols，在新陳代謝的過程也不會產生任何反應。但如果以上所説的水平不正常，或有 Leaky Gut Syndrome（腸漏症）的話，身體便不能夠有效地把 Phenols 分解，此時免疫系統會被激化，攻擊身體原本最弱某幾個基因系統。當攻擊至皮膚時，皮膚便會出現紅腫、痕癢、濕疹等症狀。

排毒反應可以有多嚴重，就因人而異了。視乎使用者的生活習慣，用過什麼化學物、用多少、用多久、體內中毒程度，以及腸內層絨毛膜受損程度等。

筆者身體正是因腸漏症而未能正常地分解精油內的 Phenols（酚）成分，以前用了酚含量高的 YL 精油（例如是 Thieves^ 和 PanAway^ 等）便會導致使用範圍出現皮膚變粗糙、硬化及脱皮，接觸過精油的雙手更會長滿小水泡並出現嚴重主婦手徵狀。但隨著把護膚品和日常護理用品都轉用純天然產品、注重良好飲食與生活習慣、多吃酵素健康補充劑、多吃鹼性食物，不停進行腸道清理和重金屬排毒等，現在使用酚含量高的精油只會偶爾出現輕微痕癢和起粒粒的狀況。我的體驗是，排毒反應只不過是一個過程，只要熬得過去，便會漸漸沒事。Just trust the process and you will be fine !

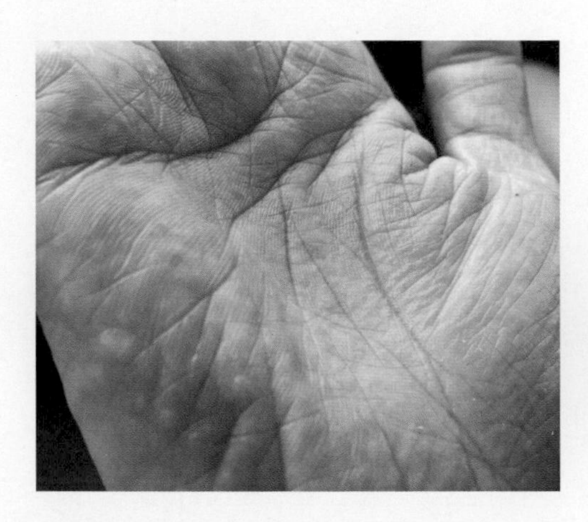

筆者以前用 Phenols（酚）成分高的精油時，雙手會出水泡及後更一發不可收拾又癢又刺。但隨著體內黴菌被處理好便再沒有出現了。

含高 Phenol 成分精油一覽^：

單方精油	Phenol 成分	
Anise	2-4%	Methyl chavicol
Basil	70-90%	Methyl chavicol
Cinnamon Bark	50-75%	Trans-Cinnamaldehyde
Clove	75-87%	Eugenol
Anise	8-15%	Eugenol Acetate
Mountain Savory	14-24%	Thymol
Tarragon	68-80%	Methyl chavicol
Thyme	37-55%	Thymol
Wintergreen	98%	Methyl Salicylate*
Ylang Ylang	1-5%	Benzyl Salicylate*

* Salicylate（水楊酸）是 Phenol（酚）的子集

^ YL 精油名稱

市面上大多數日常個人護理產品，均含有大量有害物質，如在包裝上見有以下成分就最好避之則吉：

AETT（Acetyl ethyl tetramethyl tetralin）
Aluminum salts
Benzalkonium chloride
Butylated hydroxyanisole（BHA）
Butylated hydroxytoluene（BHT）
Diethanolamine（DEA）
Formaldehyde
Fragrance
Methyl ethyl ketone
Methyl isobutyl ketone
Methlyisothiazolinone（MIT）
Methylene chloride
Mercury
Paraben
Paraffin
Paraffinum Liquidum
Petroleum
Phthalates
Propylene glycol
Sodium laureth sulfate（SLES）
Sodium lauryl sulfate（SLS）
Talc
Titanium Dioxide
Toluene
Urea

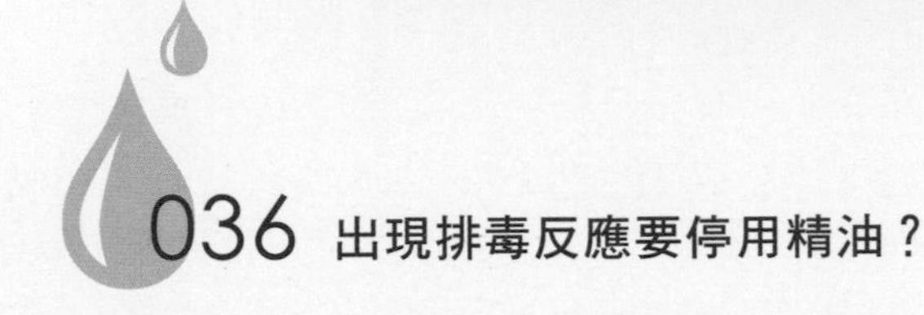

036 出現排毒反應要停用精油？

找出和正視根源才叫處理問題

上一節已解釋過個別人等使用精油出現排毒反應之成因，而萬一真的出現排毒反應，建議可先降低用量、轉用其它精油、或短暫性暫停使用，待身體進行「體內大掃除」（排重金屬、健康地排便、排走分解不到的酚等）後再恢復使用。除非身體出現的反應是基於天生對某些精油成分過敏（這並不常見），否則並沒有必要永久性停用某隻精油。

引述有「精油天書」之稱的 Essential Oils Desk Reference（sixth edition）裡面指引，如遇上排毒反應可考慮以下方法：

（i） 把 1-3 滴精油稀釋到半茶匙天然植物油底油，如需要可再把稀釋份量增加；
（ii） 將稀釋了的精油使用在皮膚一小個範圍約 30 分鐘，如泛紅或出現其它過敏情況，在患處直接用純正天然植物油塗抹，再用肥皂和水清潔；
（iii） 減低同時使用太多不同精油的數量；
（iv） 每次用一種單方精油；
（v） 減低用油份量；
（vi） 減低用油次數；
（vii） 喝大量淨化或鹼性水；
（viii） 如皮膚不適感覺持續，把精油改塗在腳底上；
（ix） 諮詢專業人士

筆者以過來人身份分享，遇上排毒情況可透過增加體內 Sulfate（硫酸）份量令這個過程加速完成。由於直接服用硫酸並未有效被人體吸收，我們需要的是一種叫 MSM（Methysulfonylmethane）含硫酸的胺基酸補充食品，又或者建議可用 Epsom Salt（愛生鹽）洗澡、製成噴霧、護膚乳霜、濕敷或混在天然植物油裡面等。另外，也必需從生活習慣開始著手去處理問題的根源才會治標又治本。

用法	戒掉	使用
日常用品	含有害化學成分的護膚或身體護理產品 化學染髮劑	天然護膚或身體護理產品 Epsom Salt（愛生鹽洗澡 / 敷 / 自製入天然護膚品） 天然草藥染髮劑
飲食習慣	白糖、咖啡、成藥、抗生素、添加劑、奶類製品、零售類麵包、米飯、麵條、麩質類食品、人造色素、人工調味等	天然代糖、鹼性水、深綠色有機蔬菜、有機水果、Gluten-free 食品、酵素補充劑、吃清腸道健康補充劑讓每天排便次數最少 2 次、針對性用療癒級精油來排走體內垃圾

037 用精油會有光敏反應？

這是化學原理，而非精油本身問題

Photosensitivity（光敏反應）是精油裡面一種叫 Furanocoumarins（呋喃香豆素）的成分跟皮膚和 UV Photons（紫外線光子）所結合出來的反應。遇此情況，輕則皮膚呈現輕微反黑效果，重則可導致皮膚出現水泡及灼傷。光敏反應一般發生在使用精油後暴曬於紫外光之後 36-72 小時，皮膚的黑色素可沈澱於皮膚數個星期甚至數個月不等。使用相關精油後 12-18 小時避免在紫外線下暴曬。有資料顯示，使用 Bergamot 佛手柑精油或要延長至 72 小時後才安全呢！另外，光敏反應只限於外用使用法，內服和擴香這類精油是不受影響的。

有機會導致光敏反應的精油 ^ * 包括：

(i) Abundance
(ii) Awaken
(iii) Bergamot
(iv) Christmas Spirit
(v) Citrus Fresh
(vi) Clarity
(vii) Common Sense
(viii) Deep Relief
(ix) Dream Catcher
(x) Envision
(xi) Forgiveness
(xii) Gentle Baby
(xiii) GLF
(xiv) Grapefruit
(xv) Grounding
(xvi) Harmony
(xvii) Inner Child
(xviii) Into the Future
(xix) Jade Lemon
(xx) Lemon
(xxi) Lime
(xxii) Live with Passion
(xxiii) Oola Balance
(xxiv) Oola Grow
(xxv) Peace n Calming
(xxvi) Progessence Plus
(xxvii) Raven
(xxviii) SARA
(xxix) Stress Away
(xxx) Surrender
(xxxi) Thieves
(xxxii) Transformation
(xxxiii) White Angelica

^ 只限 YL 精油
* YL 複方精油

038 精油進入眼睛該怎麼辦？

切忌用水沖

首先，未經稀釋的精油不宜直接用在眼睛位置。精油直接進入眼睛雖不會構成很嚴重或危害生命的後果，但由於療癒級精油太濃縮，會引起赤熱和刺痛等不適感覺，還會令眼睛通紅。

如不慎有精油進入眼睛可馬上使用純天然植物油或任何動物脂肪（如牛油）去清洗眼睛。除此以外，據説也可用鮮奶或忌廉來清洗，使精油迅速乳化。

請謹記精油並不是水溶性，所以切忌用水沖洗免得把殃及範圍迅即擴散，產生強烈刺痛感覺。

如果真的要用精油來支援眼睛健康，建議把精油放入滾筒裡面，然後拿著滾筒裝的精油，沿著眼睛周圍，有眉骨一直到顴骨位置畫一個大 “C” 字的圖案。有時候，我們甚至可以在塗完精油後進行熱敷或者冷敷。筆者經驗，眼睛疲勞可以試試用洋甘菊精油畫一個大 “C” 之後，用熱敷方法來做舒緩；而如果是眼睛裡面有此熱感和浮浮的看上去有點水腫的話，則可以進行冷敷。不過，當進行熱敷或者冷敷的前，首先要確保塗在臉上的精油份量要盡量小，而且塗的時候，大 “C” 字也要更遠離眼睛，否則敷眼時候會感到很刺和不停流眼水了。

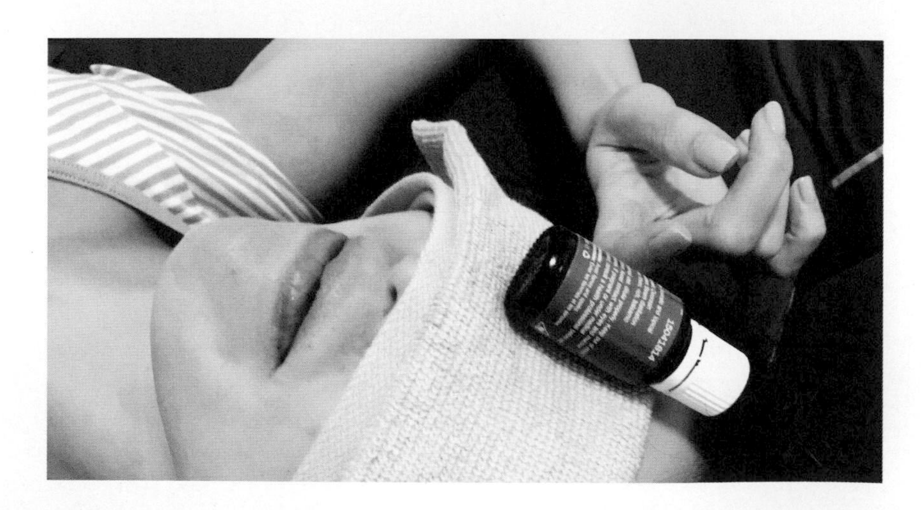

039 精油好危險，會中毒和導致死亡？

請拿出證據來

在筆者做的眾多資料搜集，以及閱讀過不少精油界權威發表的意見，卻未有找到任何實際證據顯示有人用療癒級精油導致死亡。

根據另一精油界權威 Dr. Daniel Pénoël, M.D 指出，在 2001 年 2 月出版的 Paediatrics & Child Health Journal 確有紀錄在多倫多一家病童醫院在 1995 年 12 月至 1997 年 3 月期間接獲 244 個電話報告有關小孩誤食了含人造成分或獨立精油化學成分的咳藥水或傷風感冒舒緩膏，當中 29 個電話求助指小孩有出現症狀，76 個需入院，但所有個案都被即時解決且沒有任何導致死亡個案發生。其中兩個較為嚴重的個案，分別是一名 14 個月男嬰吞入不知名品質含有 20% 樟腦油，和一名 19 個月大女嬰吞入 50ml Vick's VapoRub（這相等於 3 瓶 15ml 精油的份量）但都能完全康復並沒有任何後遺症，而這些個案所牽涉的產品都沒有跟純天然精油或療癒級精油扯上關係。

常聽說使用會中毒或導致生命有危險的 Wintergreen（冬青）精油，因為其中含高達 98% Methyl salicylate（甲基水楊酸）往往被誤會成「毒精油」。屢獲殊榮的 Dr. David Stewart 說明，雖然所有人造或在實驗室改良出來的冬青和甲基水楊酸屬高度有毒物質，但使用適當蒸餾方法萃取達療癒級數的精油若使用得宜的話則不會中毒。

然而不少對療癒級精油用法和成效存疑及不斷作出攻擊的人，卻對服用藥物而導致有嚴重不良反應的人數有高達 220 萬 *，導致死亡的個案平均更高達每年 783,936 宗 * 等數字採取睜一眼、閉一眼的態度，那又公平嗎？

* Death by Medicine（By Gary Null, PhD; 2010）

擔心精油有毒？不如擔心自己用的產品！

- The Huffington Post 指，日常用美容產品含超過 10,000 種有害成分，當中不少也紀錄在 Guide to Less Toxic Products 指南內
- 在化妝品內使用過萬種的化學成分，只有 10% 被安全測試
- Environmental Defense 的研究指，在 49 隻極受歡迎的化妝品品牌裡面發現有水銀、96% 含鉛、61% 含鉈，51% 含鎘，20% 含砷，90% 含鈹等有害重金屬物質，但標籤卻沒有列名
- Environmental Working Group（EWG）指，美國女性每天平均使用 12 種個人護理及化妝產品當中含 168 化學物質
- 英國郵報報導指，女性每日平均把 515 種人造化學成分用在身體上

040 貓用精油會有危險？

貓出沒注意！

坊間謠傳貓咪不能使用精油，其實只是要用優質療癒級精油。由於貓的感官敏銳度比人類高，因此用精油時需要注意份量，也建議把精油稀釋（一般家庭飼養寵物精油：底油比例為 9:1，當也需要視乎個別寵物的大小來決定）。不過，也要視乎用的是什麼品質的精油，優質療癒級精油可以較安心使用。

使用時可先把精油滴在自己手上，待精油開始滲透入皮膚後便撫摸寵物身體，讓少量精油留在毛髮上再滲入牠們身體裡。

筆者建議各位貓奴狗奴可先從加水的超聲離子擴香機，如試用個別精油擴香時寵物會自行離開該範圍，那麼就不宜使用該精油。所以擴香時也別把寵物困在一個牠無法選擇逃離的房間。

貓奴須特別注意是，因為貓咪肝臟未能代謝精油內得 Phenols（酚）或 Ketones（酮類）成分， 用以下精油 ^ * 需加倍注意：

（i） Anise（Anethole 87%）
（ii） Basil（Estragole 65%）
（iii） Calamus（29%）
（iv） Cassia（7%）
（v） Cinnamon Bark（Eugenol 25%）
（vi） Citronella（Eugenol 7%）
（vii） Clove（Eugenol 77%）
（viii） Eucalyptus（5%）
（ix） Fennel（Anethole 60%）
（x） Marjoram（Terpinene-4-ol 18%）
（xi） Mountain Savory（Carvacrol 29%, thymol 19% total phenols at about 45%）
（xii） Nutmeg（18%）
（xiii） Oregano（Carvacrol 67%）
（xiv） Peppermint（39%）
（xv） Tarragon（Estragole 70%, Anethole 8% total phenols at 78%）
（xvi） Tea Tree / Melaleuca alternifolia (Terpinen-4-ol 33%）
（xvii） Thyme（Thymol 46%, Carvacrol 6% total phenols 52%）
（xviii） Wintergreen（97%）
（xix） Ylang Ylang（8%）

另一個在貓身上應用精油的方法，是把約 5 滴精油滴在自己雙手之後撫摸動物。

最後，把數滴精油先混入蘇打粉之後放入貓沙盤裡面也是一個令貓咪開始適應精油生活的妙法。

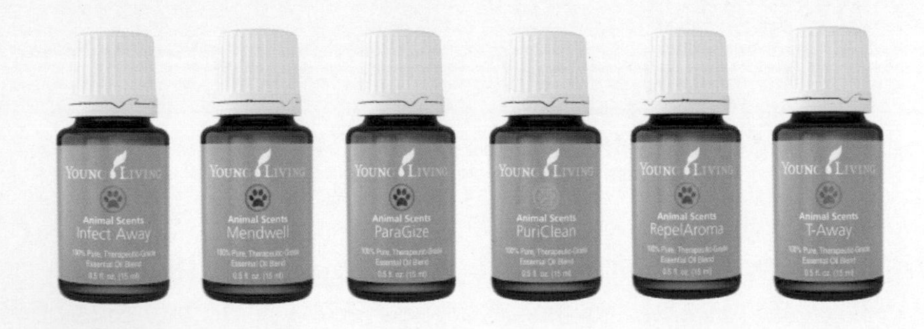

^ 只限 YL 精油
* YL 複方精油

在外地，越來越多獸醫也選擇用 Young Living 的 Raindrop Technique（雨滴療程）來替動物進行保養，這種做法也不乏媒體報導（可在網路搜尋器打關鍵字：The List Integrative Vet Med Centre 收看）。

如果要替貓咪進行 Raindrop Technique，可參考以下步驟：

1） 把 Valor 精油重複由貓咪肩膀一路掃到尾巴數次；
2） 把 Oregano，Thyme，Basil，Wintergreen，Majoram 和 Cypress 精油各 4 滴混在一個 30ml 的空精油瓶子裡面，然後混入有機的純天然植物底油；
3） 把 6 滴的製成品沿貓咪脊骨底部到肩膀位置滴下；
4） 用 feather stroke（羽毛手指掃法）掃背 3 次；
5） 再用 Vita Flex 獨有手法按摩脊骨數次

也可以參考 YouTube 影片：
https://youtu.be/alcPwDlsoaE

041 為什麼對別人有效的精油對我無效？

隨機應變是王道

在調理身體方便使用精油，如用了 4 天後沒轉變（變差了或轉好了都是轉變）建議可試用其他精油。資深用家也許可以隨便說得出要支持身體不同器官不同狀況用什麼精油，但有時候，用精油其實也沒有既定得方程式。上次簡單地用了一瓶薄荷來增強呼吸道健康，這次再用的效果可能沒那麼理想了，改用另一瓶精油卻又有意外驚喜。

要知道，我們的身體比我們聰明，更清楚我們需要什麼，所以有時憑著直覺去選出精油可能比你用頭腦去分析那隻比較適用來得有效。其實精油在植物本體裡主要有兩大功用：保護和溝通，它保護微生物如細菌和其它菌類入侵，及對有機會進食該植物的動物和昆蟲產生阻嚇作用；也會透過精油傳送 Pheromones（信息素），因此用在人體時也能發揮其功效去支持不同身體器官。在生物角度層面來看，人體設計本來就是會對於精油裡面的天然化學成分作出反應，並跟我們的受體位點、影響神經系統的化學物質、和酵素等互動以作出相應的療癒功效。既然是這樣，只要用上優質的療癒級精油的話，適當地「隨便用」也該會是靠譜的。

至於支持情緒用的複方精油，只有未準備去好用某些精油，而不會有不適合你用的精油。其實有些精油本身頻率未至於極度高，更人體某些器官的頻率相近，然而我們的身體在使用療癒級精油就好像電視機或收音機在調教頻道一樣，在搜尋頻道過程時會出現雪花畫面或發出擾人的聲音。對某些用家來説，用療癒級精油的確是需要點時間讓身體去適應。

042 為什麼同一種植物的精油，顏色和氣味不一樣？

這是好消息！

如果同一品牌的同一款精油味道能持續地一樣的話，那麼很大機會是混進了人造的化學物質，令到每瓶精油都達致味覺上一定的標準性。

植物雖有自己所含的化學成分，有關比例可因應很多環境因素（如雨水、溫度、季節、泥土等）而產生不同，導致顏色、味道甚至療癒價值也不同。不過，如果味道和顏色正是偏差得太遠（例如變了另外完全不同的顏色，或發出異味），作為精明的消費者便應該把貨品拿回去問個究竟了。

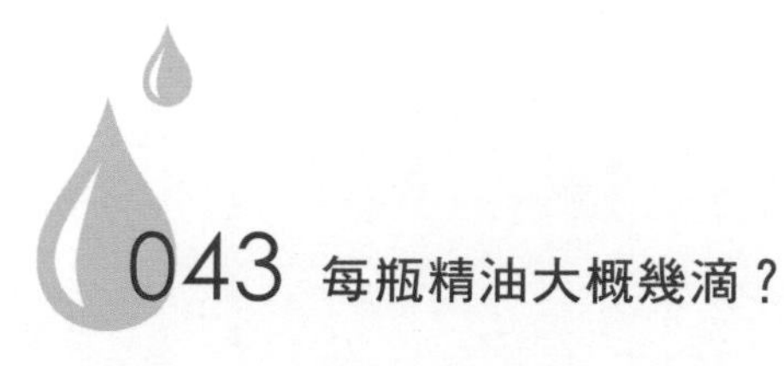

043 每瓶精油大概幾滴？

由 80-300 滴不等

市面上精油有不同容量，最常見是 5ml 和 15ml 裝。5ml 裝大概有 85-100 滴，而 15ml 則有 250-300 滴左右。縱使同一個品牌同一款精油一樣的容量也好，但把幾瓶精油拍在一起時有機會發現精油份量高低不一，這很多時候是因為不同的精油玻璃瓶底部，會有厚薄之分所導致，也有可能是生產時的落差。

實用轉換表

1ml = 約 16 滴精油
1滴 = 約 60mg
1ml = 1 個 0 號膠囊
1ml = 1/5 茶匙
5ml = 約 80 滴精油
15ml = 約 250 滴精油

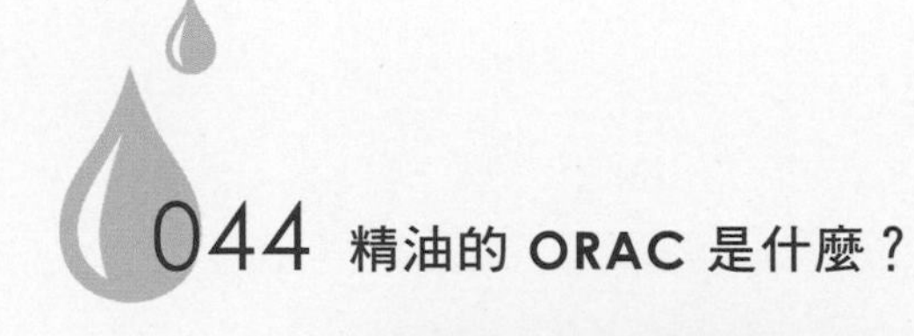

044 精油的 ORAC 是什麼？

數字愈高抗氧化能力愈強

ORAC（Oxgen Radical Absorbance Capacity）是指氧自由基吸收能力。抗氧化能力的評估是利用鐵離子還原法（Ferric Reducing Power）對食品或天然物質作測試，並以 Micromole Trolox Equivalent（TE）per 100 grams（μTE / 100g）作為指數單位。ORAC 的含量超高，抑制自由基的抗氧化能力就越強。

根據 2010 年美國農藥部（USDA）發表，史上抗氧化指數最高的果汁是 Maqui Berry（馬其莓汁）40,000TE，比較人們熟識的 Blue Berry（藍莓）6,552TE 還高出好幾倍。然而很多療癒級種精油也超越這些數字。Clove（丁香）便已高達約 1,078,700TE，Cinnamon（肉桂）267,536TE 了。當然我們不會因為這些精油的 ORAC 這麼高變把它們直接塗在臉上來抗衰老！要注意，酚類成份高的精油塗在臉上會刺激皮膚，要護膚的話可選擇對肌膚較溫和但抗氧能力依然很高的精油。

Essential oils	Antioxidant Capacity	Essential oils	Antioxidant Capacity
Clove	1078700	Tarragon	37900
Myrrh	379800	Peppermint	37300
Citronella	312000	Cardamon	36500
Coriander	298300	Dill	35600
Fennel	238400	Celery seed	30300
Clary Sage	221000	Mandarin	26500
German Chamomile	218600	Lime	26200
Cedarwood	169000	Galbanum	26200
Rose	160400	Myrtle	25400
Nutmeg	158100	Cypress	24300
Marjoram	151100	Grapefruit	22600
Melissa	139905	Hyssop	20900
Ylang Ylang	134300	Balsam Fir	20500
Palmarosa	130000	Niaouli	18600
Rosewood	113200	Thyme	15960
Manuka	106200	Oregano	15300
Wintergreen	101800	Cassia	15170
Geranium	101000	Sage	14800
Ginger	99300	Mountain Savory	11300
Bay Laurel	98900	Cinnamon Bark	10340
Eucalyptus citriodora	83000	Tsuga	7100
Cumin	82400	Valerian	6200
Black Pepper	79700	Cistus	3860
Vetiver	74300	Eucalyptus globules	2410
Petitgrain	73600	Orange	1890
Blue Cypress	73100	Lemongrass	1780
Citrus hystrix	69200	Helichrysum	1740
Douglas Fir	69000	Ravensara	890
Blue Tansy	68800	Lemon	660
Goldenrod	61900	Frankincense	630
Melaleuca ericifolia	61100	Spearmint	540
Blue Yarrow	55900	Lavender	360
Spikenard	54800	Rosemary	330
Basil	54000	Juniper	250
Patchouli	49400	Roman Chamomile	240
White fir	47900	Sandalwood	160

045 出國外遊能帶多少精油上機？

只要根據 TSA 指引便可以

筆者是飛行頻繁的旅客，經常帶著精油穿越不同國家和城市，卻從來沒有遇上任何麻煩。只要你隨身攜帶行李裡面帶備的精油是根據最新 TSA（運輸安全管理局）的指引（例如每瓶液體不超過 100ml 並需放在 quart-sized 的透明膠袋內）便可以。以我經驗，除了在英國機場過關時比較嚴謹，必須用透明膠袋以外，在其他國家我甚至只是把精油直接放在布料製的精油包包裡面，也可順利過關。

至於可以帶多少精油在隨身行李內？我最多試過 30 瓶左右。而連同寄艙行李裡面的精油，總數量接近 100 瓶也沒問題呢！

與其問可以帶多少精油，不如問問該如何帶吧！除了根據以上所說的 TSA 指引外，確保精油蓋子已被緊緊關上在一般情況下也可以防漏。如果要再做得跟精密，可用保鮮膜重重包圍。

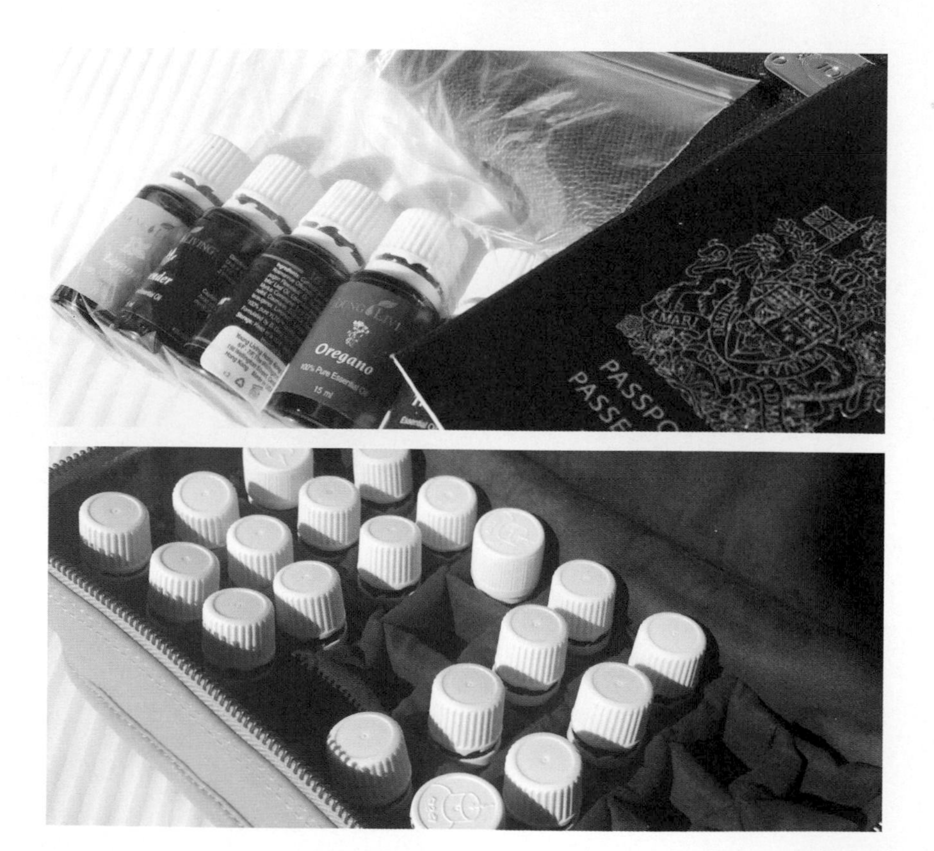

046 出國外遊應該帶備什麼精油？

6 大主要用途

以筆者個人經驗來説，外遊帶備的精油最重要是能應付突發的狀況，因此會建議：

(i) 支持消化系統及腸道功能（如：Aroma Ease^, Digize^, Ginger, TummyGize^）；
(ii) 增強免疫系統運作（如：Lemon, Thieves^）
(iii) 支持呼吸道系統（如：Ecualyptus Radiata^, Peppermint, RC^）；
(iv) 增進睡眠質素（Dream Catcher^, Lavender, Peace n Calming^, Petitgrain^）；
(v) 作清潔衛生用途（如：Purification^, Theives^）；
(vi) 清理酒店氣場（如：3 Wise Men^, Idaho Blue Spruce^, Sage^, White Angelica^）

再配合個人需要和不同場合，選擇不同的精油。渡假的話建議帶備的組合包括：Friends^, Fun^, Joy^；公幹的話則帶備 Highest Potential^, Motivation^, Abundance^, Field^, Stress Away^ … 等。

^ YL 精油名字

Quiet your mind and your soul will speak.

平靜你的腦袋，你的靈魂便會說話。

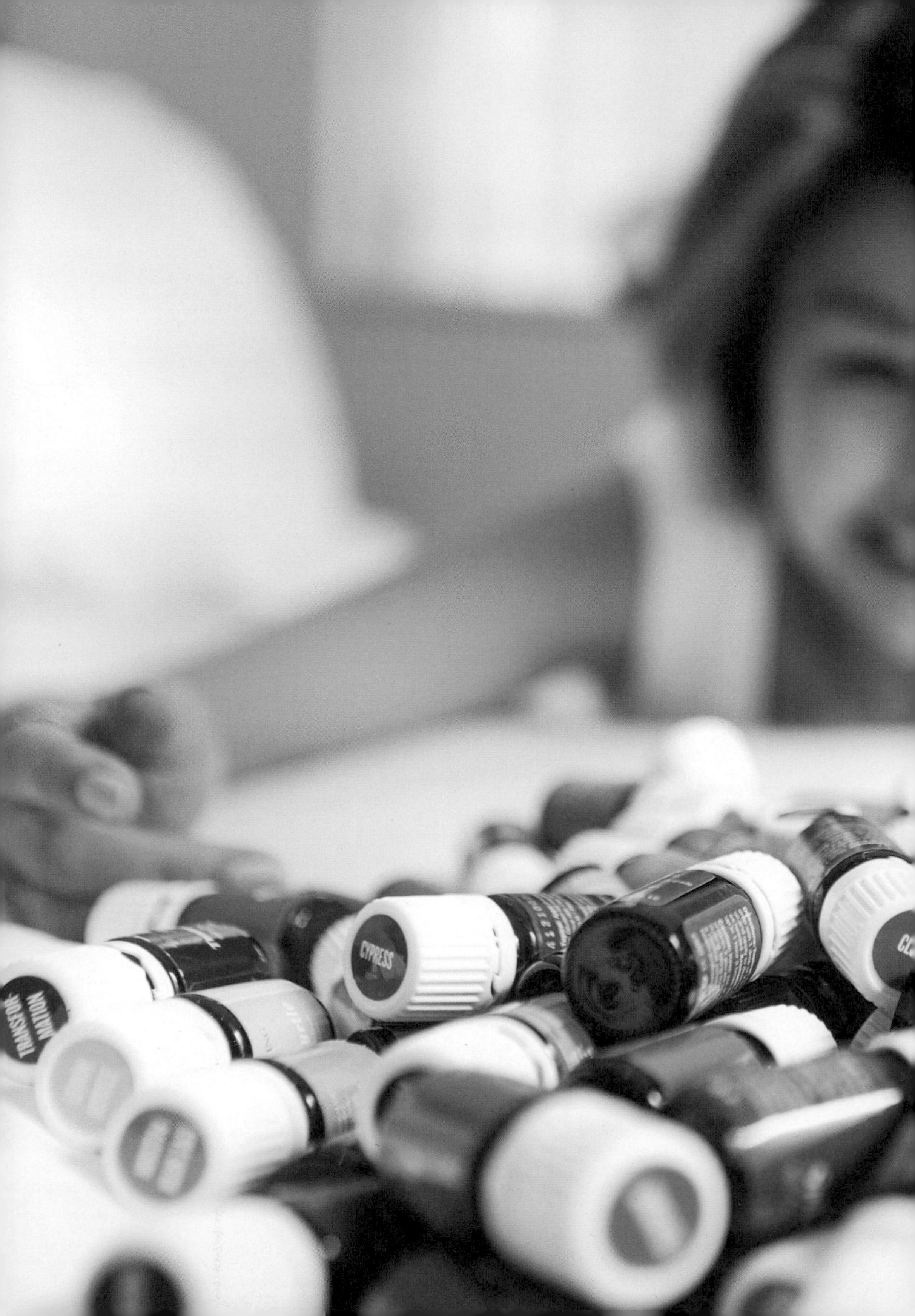
TRANSFOR-
MATION
CYPRESS

CHAPTER 3

100% 療癒級精油與身心靈的關係

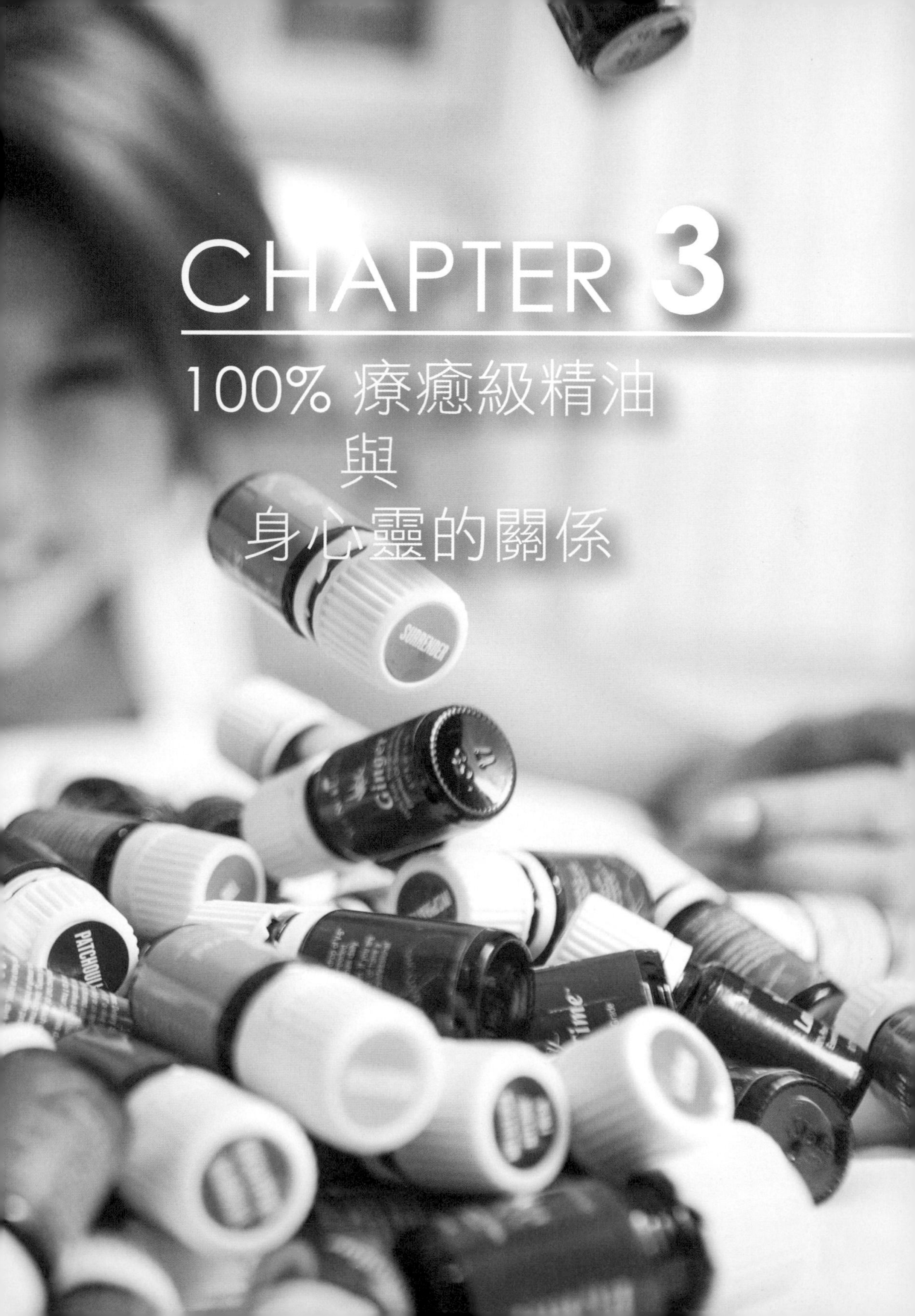

047 為什麼用後會後情緒不安、有頭痛等不適？

除了生理排毒，還有情緒排毒

筆者強烈推介讀者用療癒級精油，是從 2015 年起舉辦「AAA 吸引力法則工作坊」分享用 Abundnace^ 和 Joy^ 精油吸引隨心所欲結果的一些祕技，繼而很多讀者便買了這兩款精油試用。數星期後，陸陸續續開始接到大概十分一人讀者查詢説用後出現發惡夢、頭痛、情緒不安、不能解釋的連續咳嗽甚至嘔吐等狀況（稱為「情緒排毒」）。當時我手上並沒有足夠資料去了解因由，唯有透過當人生教練多年的經驗再配合精油運用的心得來個 cross over 的研究，發現這些人全部都有以下其中一樣或多樣情緒障礙：

(i)　有積壓很久的糾結未處理；
(ii)　未能寬恕某些人（包括自己）；
(iii)　執著於屬於過去的不愉快經歷；
(iv)　內心隱藏了影響自己前進的情緒（如恐懼、怨恨、失望、沮喪、憤怒等）

由於大腦邊緣系統儲存大量過去的情感記憶以及情緒上的規範，而我們的 Olfactory Bulb（嗅球）跟大腦邊緣系統很接近，只要收到訊息，便產生 fight or flight（戰鬥或逃跑）反應。而療癒級精油分子的震動頻率會透過嗅覺直接和迅速地被傳送到大腦邊緣體的下視丘並對身體各部份進行調節，讓我們體驗到精油相關的療癒功效，或產生情緒上的反應，以支持身體進行自癒過程。

以科學來說，雖然蛋白質、酵素、維生素、荷爾蒙等的分子過大，無法於蒸餾過程被萃取到精油裡面，但在一個 electromagnetic filed（電磁場）和 vibrational frequency（振動頻率）層面，植物原本有的這些元素其實依然存在，只是在一個化學層面找不到痕跡而已。因此，人體到底跟療癒級精油互動實在是一個非常複雜的過程，據筆者理解，使用後出現各種情緒排毒，其實是身心靈的能量在綜合適應和調教所作出之反應。

以筆者經驗所見，如使用者內心還有很多情緒障礙未處理好，某些療癒級精油就是會把所有被壓抑的情緒拉出來讓用者好好面對和選擇如何處理，之後便有機會過不一樣的生活了。換句話說，創傷本來就具有療癒的所有密碼，只等著我們去解碼。

048 情緒排毒可以有多嚴重？

可由身體輕微不適到在皮膚爆發

以筆者所見，最常見的頭暈、頭痛、咳嗽、失眠、發惡夢、突然勾起一些傷痛的過去，以及皮膚出疹子等。如果你是用純真療癒技級精油之後突然出現以上狀況，那麼身體便很有機會是在進行情緒排毒。至於可以去到多嚴重，便要視乎個別情況。

以筆者為例，在 2016 年 3 月上旬，當時已經是一位經驗非常豐富的資深精油用家，而某一天，頸項突然出現了微紅色像是「皮膚過敏」的一塊，隔了一天，頸項另一邊又泛起微紅的一塊，之後情況在幾天之間每況愈下，感覺猶如被灼傷，到最後更是一發不可收拾（警告：圖片比較噁心，敬請留意）：

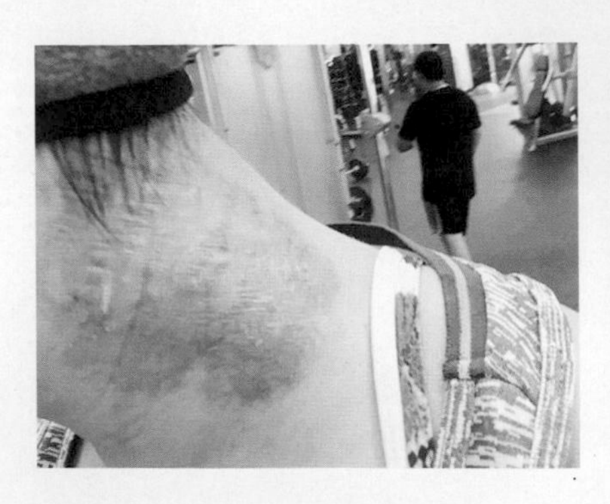

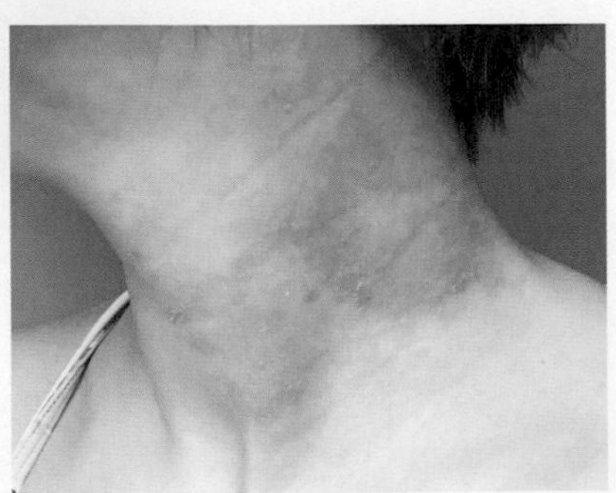

由於絕對沒有把任何新的物質或護膚品或精油等塗在頸項上的，因此從西醫角度所所我是接觸到刺激性致源導致「異位性皮膚炎」對筆者來說並不成立！然而，事發前曾經連續四天上了一個密集式的療癒級精油療程課，那個療程說明有機會讓人情緒出現排毒狀況的。因為那次共有 16 位同學，四天期間吸入精油逾 400 次，也許唯一合理的解釋就是：情緒排毒。

期間用了全天然的護膚品 * 及 Young Living 檀香精油來控制著「災情」（註：Royal Hawaiian Sandalwood 是唯一直接塗在患處而沒有刺痛感的精油，其他有助皮膚修復的精油於是次經驗不能使用。）情況亦一路有好轉，不過就是停留在一個樽頸位 - 皮膚表面修復，卻留下像胎記的印。

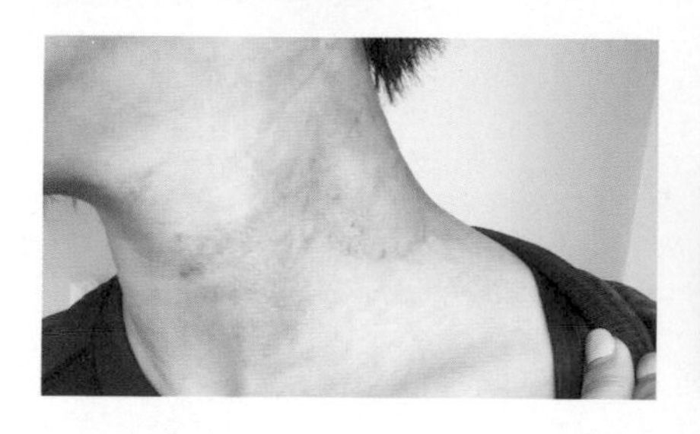

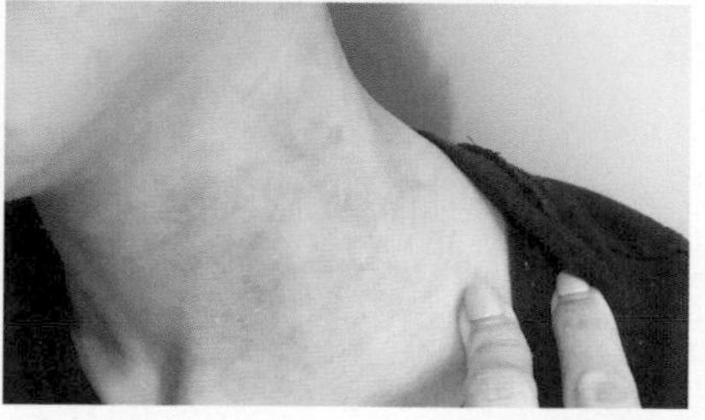

由於筆者正為將要推出的情緒與精油工作坊進行研究，而頸項上出現情緒排毒意味著我有一些溝通上的障礙、感覺缺乏信任和有口難言，於是我朝著這個方向在毫無頭緒的情況下尋找方案。

最後因為一件事觸發了跟某密友把一直抑壓在心底的憤怒與控訴統統鬧出來，就連心底最底層從來沒有說出口的那句也說了。神奇地，翌日起床，頸項的印開始明顯減退，部分更是立即變白了！數天之後，再一次跟該密友吵起來，這次我把前輩子與這輩子沒有說過的髒話也罵粗口，還罵了整整一小時。之後，爛頸情況終於告一段落。

心病還需心藥醫，若不是筆者親身經歷了這場情緒排毒的爛頸浩劫，相信也會感覺有點匪夷所思。然而，情緒排毒是真有其事，目的就是要我們找出源頭好好面對及處理。

049 特別抗拒某些精油的味道代表什麼？

像調教電視頻道的原理

如果把身體看成是一台電視機，我們需要跟某個頻連接便要頻道調教好來接收信號，未調教好之前畫面上只會看到雪花或者藍色的畫面以及「沒有訊號」的提示。而用療癒級精油的原理大概也相近。

療癒級精油會改變人體細胞頻率，若我們本身頻率較低，或跟所用的精油相差一段距離的話，身體就自動化會出現 fight or flight 反應而作出抗拒 - 就好像未調教好頻道的電視一樣。但身體慢慢適應而且被調高到精油相近的頻率，身體的抗拒反應便會逐漸減少，甚至消失。

當抗拒某種精油味道，也許是身體發出信號讓你知道你正正需要它。大家不妨試玩以下這測試：當你或有人抗拒某種精油味道時，可先從該精油的用途那點線索，然後看看對方身體或情緒跟該精油相關功能有衝突存在，朝著方向去逐一解碼。例如：對 Eucalyptus、Dorado Azul 等精油產生抗拒，有可能是呼吸道有狀況，如此類推。筆者對身邊很多朋友都進行過這測試，結果幾乎百發百中！

050 為什麼本來很臭的精油味道漸漸變香？

精油沒變，變的是你

在第 47 問「為什麼用後情緒不安、有頭痛等不適？」
解釋過有關於用精油後出現情緒排毒的反應（參閱 pg.120），裡面有簡單提及到有關 electromagnetic field（電磁場）和 vibrational frequency（振動頻率）。其實每一種植物和每一個人，在不同情況下也會產生不同的磁場於頻率，當覺得某種精油好難聞時，以筆者經驗，這正是身體給你的訊息，是你非常需要那種精油所帶來的療癒價值。

筆者本身是個對自己標準很固執的人，從不輕易投降的我開始用精油時，覺得最難聞正是 Surrender^ 了！當時覺得這瓶油是尿尿的味道（而且身邊一群同是非常自以為是的朋友也很有同感），但當我願意用精油輔助情緒釋放，隔了約一個月，不但再沒聞到尿尿味，還好喜歡這精油的味道！而我收過最多讀者投訴類似體驗，是用 Joy^，不少人形容它像大便的味道，所以這兩瓶油簡直是絕配啊！不過放心，大家到最後也成功克服並覺得味道很 OK 呢！

其實精油味道並沒有變香，變的是我們自己身心靈的振動頻率（參閱第 48 問，pg.122），所以本來覺得不能接受的味道後來都感覺很不錯。

如果你對某些精油由始至終都覺得味道非常難聞，那麼大概是因為生命中有某些功課還沒有做好了！

^ YL 精油名稱

051 常說用精油跟 Frequency 有關，到底什麼意思？

$E = mc^2$

$E = mc^2$ 是愛因斯坦狹義相對論裡最重要的推論。他證明能量與質量是一體的兩面，E（Energy）是能量；Velocity of light 是光速，亦是常數，符號 = c；M（Mass）是質量。涵義是說，質量（M）與速度（C）的互動能激發出無限的能量（E）。物質和能量其實是同樣東西的兩個面向，因此所有物質其實都是能量 - 包括肉眼看不見的也是能量。因為肉眼看不見的一切並不代表它不存在呢！

有形無形皆是不斷振動的能量，兩者的分別在於 Frequency（振動頻率）不同，因而產生不同意識或形式的不同物質。振動頻率高的成為無形的物質；振動頻率低的成為有形物質。科學家還印證了能量是可以從振頻低的一極轉換成振頻高的另一極，這表示我們是可以經由一些方法來調高我們自己的能量，而純正優質的療癒級精油，是在自然界裡面擁有好高的振動頻率。

早於 1665 年荷蘭科學家 Christian Huygens 發現的 Principle of Entertainment（共振原理），是當兩種有著不同周期的物質能量相遇時，振動韻律強大的物質會使較弱的一方以同樣的速率振動，而形成同步共振現象。

20 世紀時候，Dr. Royal R. Rife 也有用一部叫 "Frequency Generator" 的儀器研究出每個細胞、組織、器官和每種疾病都有著特定的振頻。Dr. Robert O. Becker 於《The Body Electric》一書裡面也提到人體有電流頻率，而一個人的健康是可以透過其振頻位置來斷定。

而在療愈密碼的範疇裡，可以把低頻能量提升成高頻能量，因為「療愈」的意思，其實就是透過意識的醒覺和共振來轉換人的電磁場中低頻能量狀態，繼而調高振頻的能量，而精油散發出來的高頻率能量就是其一一個有效方法去把身體調頻到一個和諧、平衡的水平了。

052 精油的 Frequency 如何量度？那種精油最高？

由羅勒的 52MHz - 玫瑰的 320MHz

Bruce Tanio 在他的農務項目研究植物、泥土和水期間，發明了一台叫 BT3™ 的頻率檢查系統，以電壓單位 MHz（兆赫）來量度物件振動傳送出來的複合頻率。經過多年改良後利用一個高科技的感應器來量度植物養分和精油的生物電現象，這部儀器甚至可以量度人的頻率。以下是 Bruce Tanio 部分研究結果：

精油	振頻
玫瑰 Rose（*Rosa damascena*）	320MHz *
薰衣草 Lavender（*Lavendula angustifolia*）	118MHz
沒藥 Myrrh（*Commiphora myrrha*）	105MHz
藍色洋甘菊 Blue Chamomile（*Matricaria recutita*）	105MHz
杜松 Juniper（*Juniperus osteosperma*）	98MHz
檀香 Aloes/Sandalwood（*Santalum album*）	96MHz
歐白芷 Angelica（*Angelica archangelica*）	85MHz
薄荷 Peppermint（*Mentha piperita*）	78MHz
白松香 Galbanum（*Ferula gummosa*）	56MHz
羅勒 Basil（*Ocimum basilicum*）	52MHz

* 於 2015 年，有說 Dr. Sabina DeVita 發現最高頻率的精油為 Idaho Blue Spruce（580 MHz），唯筆者通過電郵查詢到此書出版前還未證實到此發現之出處。

1992 年，美國華盛頓 Eastern State University 跟 Tanio 團隊的研究結果顯示如果人體跌破某個健康的振頻，免疫系統便會被打擊了：

人體健康狀況	振頻
健康體魄	62-68MHz
細胞變種	62MHz
傷風感冒	58MHz
念珠菌 / 濕疹生長	55MHz
人類疱疹毒第四型	52MHz
癌細胞生長	42MHz
步向死亡	20MHz

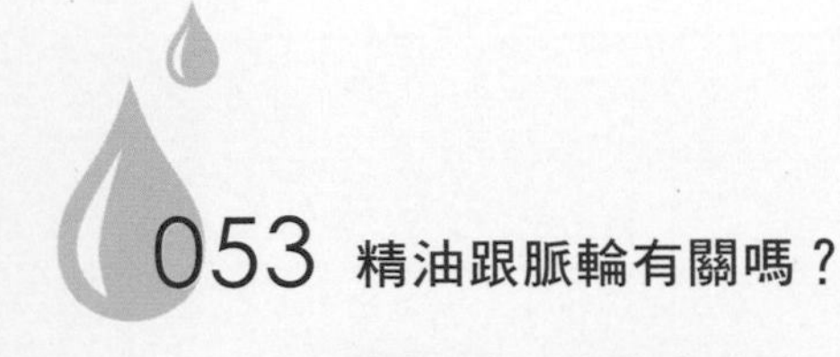

053 精油跟脈輪有關嗎？

針對性下油事半功倍

脈輪又稱氣輪，因不斷旋轉像車輪在轉而得其名。脈輪是能量的集結點，能量體的器官。

人體共有七大主要脈輪，所在位置與脊椎平行，由上而下依序排列，正好對應身體七個主要內分泌腺體（荷爾蒙）和神經叢，負責維持特定器官的能量健康。透過脈輪系統、內分泌系統和神經系統，能量體與肉體聯繫交流，脈輪能量越暢通人就越健康，能量淤塞、凍結或受阻人就會生病。

筆者在研究各種能量治療以及精油應用期間有個有趣發現，部分 YL 的顏色標籤剛巧跟人的 7 個 Chakra（脈輪）能量中心以及每個能量中心的功能和相應的身體系統又彷彿著微妙的關係，不過這個絕對是非官方解釋也需要一點創意了！究結果顯示如果人體跌破某個健康的振頻，免疫系統便會被打擊了：

CHAKRAS

Crown Chakra

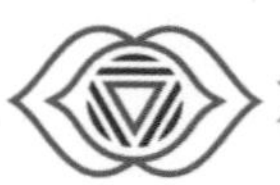
Third Eye Chakra

Throat Chakra

Heart Chakra

Solar Plexus Chakra

Sacral Chakra

Root Chakra

脈輪	顏色	顏色	相應身體系統
Crown Chakra （頂輪）	紫色	靈性頓悟、智慧	松果體、中央神經系統、右腦、右眼
Third Eye Chaka （眉心輪）	紫藍色	直覺、認知、靈修	腦下垂體、脊骨、左眼、耳、鼻、左腦、咽喉、神經系統、內分泌系統、頭顱
Throat Chakra （喉輪）	淺藍色	溝通、創意、自我表達、渴望聽到真相	甲狀腺、喉嚨、頸項、聲音、呼吸道肺部、手臂、顎骨
Heart Chakra （心輪）	綠色	同理心、愛、開放、情緒平衡	乳腺、心、肝、肺、循環系統、免疫系統、肋骨、皮膚、上背、手
Solar Plexus Chakra （太陽神經叢輪）	黃色	意志、喜悅、動力	胰臟、胃、肝、膽、脾臟、新陳代謝、消化系統、下背、自主神經系統
Sacral Chakra （臍輪）	橙色	關係、情感、樂趣、性	腎上腺、脊椎、骨骼、牙齒、新陳代謝、指甲、性器官、腎、膽、小腸、血液與細胞製造
Root Chakra （海底輪）	紅色	生存、穩札、信任	前列腺、生殖器、脊骨、腎上腺、生殖腺、人體津液

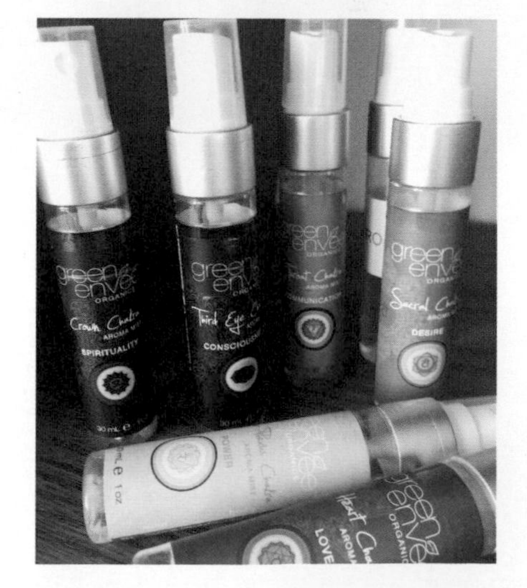

除了 YL，筆者強烈推介產品著重身心靈健康的精油品牌 - green envee。它的脈輪複方噴霧很不錯。

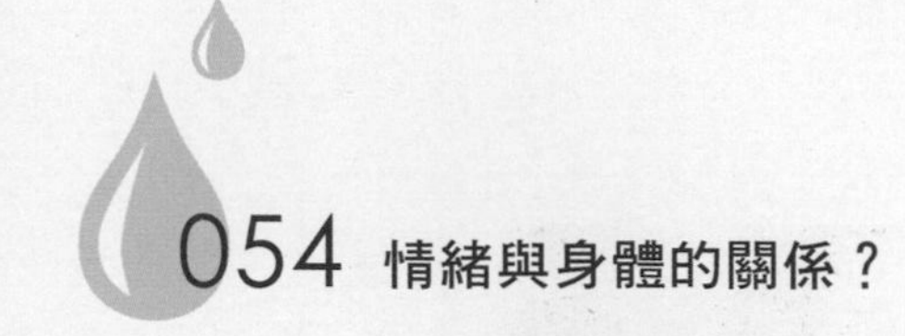

054 情緒與身體的關係？

別跟自己過不去

網路上一直謠傳《黃帝內經》裡面有記載：「暴躁會存在子宮裡，壓力會存在肩頸裡，鬱悶會存在乳房，肩胛骨縫裡，委屈，糾結會存在胃裡，思維太敏感皮膚易過敏，情感壓力會存在背部，行動力差會存在雙腿裡，太吝嗇會便秘。」筆者沒細閱這深奧的中醫理論著作，然而從能量資料角度來說，以上這段話也很有參考價值。

任何情緒皆會令人產生生理變化和反應，不少醫學研究發現情緒與免疫能力有密切關係。正面情緒會帶動某些細胞增加，提高免疫系統的能力。相反，不少疾病和負面情緒有關，例如壓抑憤怒的女性較容易患上乳癌；壓力下釋放出來的荷爾蒙亦會影響人體免疫力和健康。美國俄亥俄州立大學研究人員則發現，如長年處于慢性壓抑之下，會使血液中葡萄糖和脂肪酸升高，患糖尿病和心臟病的風險加大。另外，壓力還會使人體膽固醇水平上升，更易誘發心血管病。當處于沮喪、悲觀和冷漠狀態時，體內的復合胺和多巴胺會偏低，復合胺能調節人對疼痛的感知能力，因此有沮喪傾向的病人中，45%會有種種疼痛不適感的原因。

北京大誠中醫醫院程凱院指，七情六欲，人皆有之，一般情況下，屬正常的精神生理現象，各種情志活動都有抒發感情、協調生理活動的作用。但是，臨床實驗證明，當憤怒、悲傷、憂思、焦慮、恐懼等不良情緒壓抑在心中而不能充分宣泄時，便對健康有害，甚至會引起疾病，稱為「七情致病」。

美國心臟數理研究院發現，像愛、感激、滿足感等都可以促進催產素的分泌。催產素號稱“信任激素”，是腦部下視丘自然分泌的激素，它能調節自主神經係統，也能調節腦部其他主管情緒和社會行為區域的活動。它還可以放鬆神經係統，從而釋放壓力。

筆者綜合以上研究，建議大家其實可以好好善用療癒級精油去支持腦部下視丘、內分泌系統等來平衡心境及協調生理狀況，讓身心靈都健康起來。

055 用精油清理情緒創傷如何著手？

先找出底蘊情緒

從中醫角度，七情和五臟的基本關係是：肺主悲、憂，過悲過憂則傷肺；心主喜，過喜則傷心；肝主怒，過怒則傷肝，很多時因為非常生氣時，人的左右兩側脅肋也會隱隱作痛，這就是對怒傷肝的表現；脾主思，過思則傷脾；還有腎主驚，人受到過度驚嚇會影響腎的生理功能等。

筆者建議如要用精油來清理情緒與能量層面的「垃圾」，首先誠實面對自己，找出底蘊情緒是什麼然後再用支持相關器官的精油，使用時必須注入正面、確定的思想來支援身心靈健康。

也可以參考以下圖表，使用精油來調和常見負面情緒：

情緒	建議精油
激動、不安	Australian Blue, Bergamot, Cedarwood, Cistus, Clary Sage, Frankincense, Galbanum, Geranium, Hinoki, Idaho Balsam Fir^, Idaho Blue Spruce^, Joy^, Juniper, Lavender, Majoram, Myrrh, Laurus Nobilis, Peace & Calming^, Rose, Sacred Frankincense, Tranquil, Valor, Ylang Ylang
憤怒	Acceptance^, Bergamot, Cedarwood, Christmas Spirit, Forgivenessv, Frankinense, Harmony^, Hope^, Idaho Blue Spruce^, Joy^, Laurus Nobilis, Lavender, Myrrh, Orange, Pine, Present Time^, Releasev, Roman Chamomile, Rose, Sacred Frankinense^, Sacred Mountain^, Surrender^, Tranquil^, Trauma Life^, Valor^, White Angelica^, Ylang Ylang
絕望	Awaken^, Believe^, Cedarwood, Christmas Spirit^, Cistus, Citrus Fresh^, En-R-Gee^, Forgiveness^, Frankincense, Gathering^, Gentle Baby^, Geranium, Grounding^, Harmony^, Hinoki, Hope^, Idaho Blue Spruce^, Inner Child^, Joy^, Lavender, Lemon, Lime, Melissa, Motivation^, Orange, Peppermint, Pine, Rosemary, RutaVaLa^, SARA^, Sacred Frankincense^, Tangerine, The Gift^, Tsuga, Thyme, Valor^, White Angelica^
失望	Awaken^, Christmas Spirit^, Citrus Fresh^, Cistus, Common Sense^, Copaiba, En-R-Gee^, Envision^, Frankincense, Gathering^, Gentle Baby^, Geranium, Ginger, Harmony^, Hinoki, Hope^, Idaho Balsam Fir^, Inner Chile^, Inspiration^, Joy^, Lime, Nutmeg, Oola Balance^, Palmarosa, Pine, Present Time^, Sacred Frankincense^, Surrender^, Tangerine, Trauma Life^, Tsuga, Valor, Ylang Ylang
內疚	Common Sense^, Cypress, Egyptian Gold^, Frankincense, Galbanum, Gathering^, Geranium, Gratitude^, Harmony^, Inner Child^, Into the Future^, Juniper, Magnify Your Purpose^, Present Time^, Rose, SARA^, Thyme, Valor^
後悔	Awaken^, Believe^, Common Sense^, Forgiveness^, Harmony^, Humility^, Idaho Tansy, Jasmine, Ocotea, Oola Balance^, Palo Santo, Release^, Rose, RutaVaLa^, Surrender^, White Angelica^
恐懼	Believe^, Christmas Spirit^, Cistus, Cypress, Frankincense, Gathering^, Geranium, Gratitude, Highest Potential^, Hinoki, Idaho Blue Spruce^, Juniper, Myrrh, Oola Balance, Orange, Palo Santo, Pine, Present Time^, Roman Chamomile, Sacred Frankincense^, Tangerine, The Gift^, Tranquil^, Trauma Life^, Tsuga, Valor^

^ YL 精油名稱

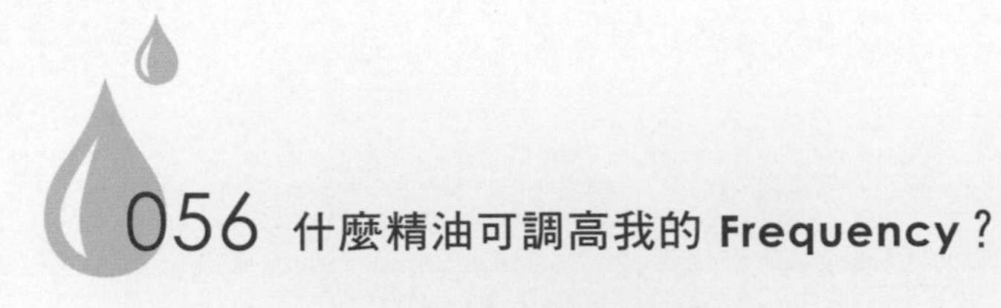

056 什麼精油可調高我的 Frequency？

找出你意識地圖的位置

知名心理學家暨精神科醫生 Dr. David R Hawkins，以「肌肉動力學」做了長達二十年的科學研究，針對數千名受測者進行了數百萬次的測定，發現人體不但能判定萬事萬物的能量、分辨好壞真假，還能測出意識能量的等級。

這研究對人的意識進行分析並勾出一張描繪人類體驗的「意識地圖」（從恥辱到開悟，等級 1 ~ 1000）。他發現，能量強弱的臨界點，落在勇氣階段（等級 200）！而 200 以下的（不真實或負面的）會讓身體的力量變弱，200 以上則能使身體增強。因此，大家不妨從這一張意識地圖上誠實找出自己現時位置，再用適合的精油去調高頻率。

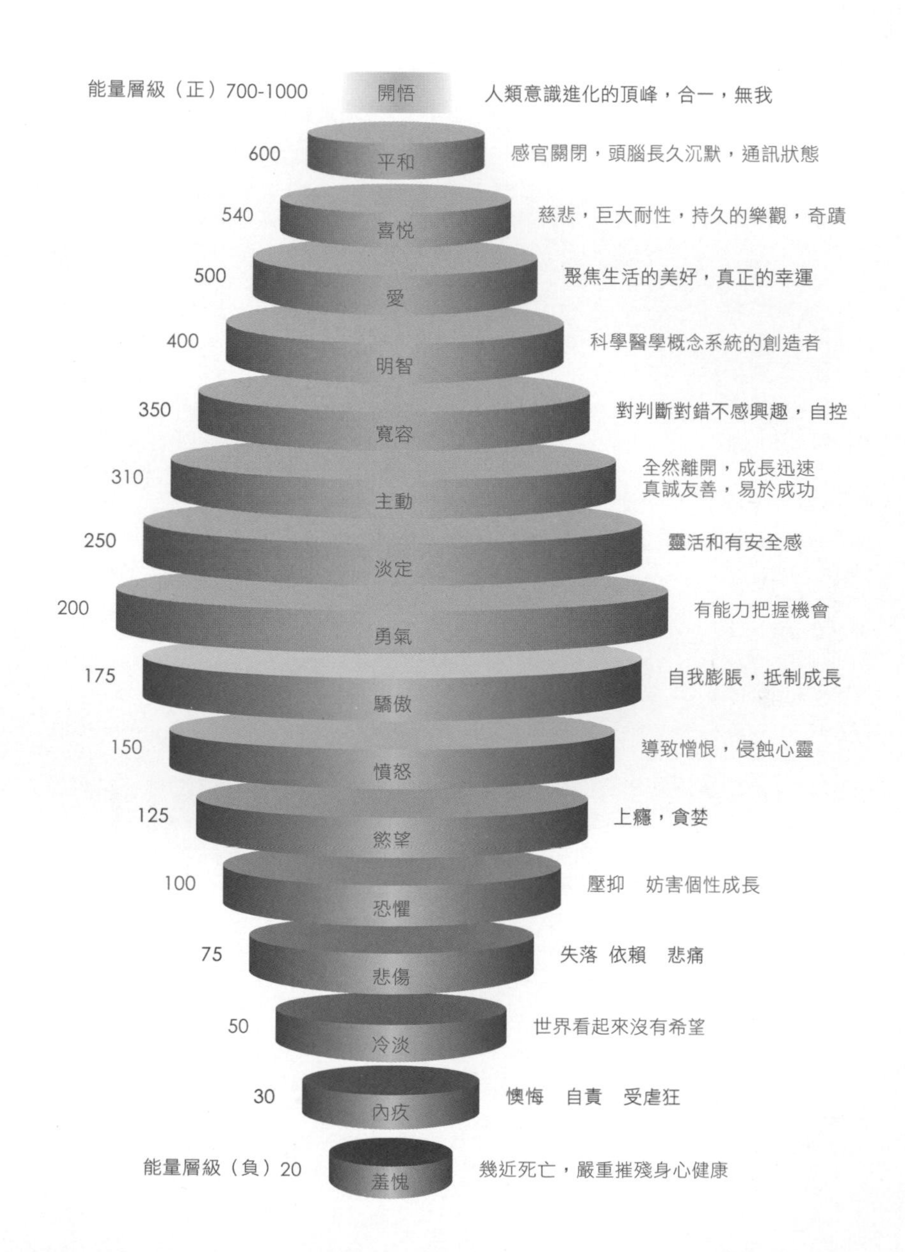
能量層級（正）700-1000
開悟
人類意識進化的頂峰，合一，無我
600
平和
感官關閉，頭腦長久沉默，通訊狀態
540
喜悅
慈悲，巨大耐性，持久的樂觀，奇蹟
500
愛
聚焦生活的美好，真正的幸運
400
明智
科學醫學概念系統的創造者
350
寬容
對判斷對錯不感興趣，自控
310
主動
全然離開，成長迅速
真誠友善，易於成功
250
淡定
靈活和有安全感
200
勇氣
有能力把握機會
175
驕傲
自我膨脹，抵制成長
150
憤怒
導致憎恨，侵蝕心靈
125
慾望
上癮，貪婪
100
恐懼
壓抑　妨害個性成長
75
悲傷
失落　依賴　悲痛
50
冷淡
世界看起來沒有希望
30
內疚
懊悔　自責　受虐狂
能量層級（負）20
羞愧
幾近死亡，嚴重摧殘身心健康

YL 精油振頻參考
Frequency of Young Living Essential Oils

ABUNDANCE^	78MHZ
ACCEPTANCE^	102MHZ
ACROMA LIFE^	84MHZ
AWAKEN^	89MHZ
BASIL^	52MHZ
BLUE TANSY^	105MHZ
BRAIN POWER^	78MHZ
CHRISTMAS SPIRIT^	104MHZ
CITRUS FRESH^	90MHZ
CLARITY^	101MHZ
DI-GIZE^	102MHZ
DRAGON TIME^	72MHZ
DREAM CATCHER^	98MHZ
ENDOFLEX^	138MHZ
EN-R-GEE^	106MHZ
ENVISION^	90MHZ
EXODUS II^	180MHZ
FORGIVENESS^	192MHZ
FRANKINCENSE^	147MHZ
GALBANUM^	56MHZ
GATHERING^	99MHZ
GENTLE BABY^	152MHZ
GERMAN CHAMOMILE^	105MHZ
GROUNDING^	140MHZ
HARMONY^	101MHZ
HELICHRYSUM^	181MHZ
HOPE^	98MHZ
HUMILITY^	88MHZ
IDAHO BLUE SPRUCE^	428MHZ
IMMUPOWER^	89MHZ
INNER CHILD^	98MHZ
INSPIRATION^	141MHZ
INTO THE FUTURE^	88MHZ
JOY^	188MHZ
JUNIPER^	98MHZ
JUVA FLEX^	82MHZ
LAVENDER^	118MHZ
LIVE W/PASSION^	89MHZ
MAGNIFY/PURPOSE^	99MHZ
MELISSA^	102MHZ
MELROSE^	48MHZ
M-GRAIN^	72MHZ
MISTER^	147MHZ
MOTIVATION^	103MHZ
MYRRH^	105MHZ
PANAWAY^	112MHZ
PEACE & CALMING^	105MHZ
PEPPERMINT^	78MHZ
PRESENT TIME^	98MHZ
PURIFICATION^	46MHZ
RAVEN^	70MHZ
RAVENSARA^	134MHZ
RC^	75MHZ
RELEASE^	102MHZ
RELIEVE IT^	56MHZ
ROSE^	320MHZ
SACRED MOUNTAIN^	176MHZ
SANDALWOOD^	96MHZ
SARA^	102MHZ
SENSATION^	88MHZ
SURRENDER^	89MHZ
THIEVES^	150MHZ
3 WISE MEN^	72MHZ
TRAUMA LIFE^	92MHZ
VALOR^	47MHZ
WHITE ANGELICA^	89MHZ

"If you change the way you look at things, the things you look at change."

「當你改變你看事情的方法，你看的事情便改變。 」

國際知名激勵大師 Dr. Wayne Dyer

057 有精油療程可以提升頻率？

脊椎平衡，能量也平衡

針對性提高頻率和平衡身心靈的精油療程有兩個，筆者推介「振動雨滴療程」（Vibrational Raindrop Technique，簡稱 VRT）和「12 金油療程」（坊間一般簡稱為 Bible Treatment）。

兩者皆是很有力量的精油療癒法，運用由 Stanley Burroughs 於 1920 年代研究及應用獨有的 Vita Flex 西藏療癒按壓手法，再配合一種源於 Lakota 印第安人的療癒手法把精油用在手、腳或特定部位的接觸點（神經末梢），透過在那些接觸點上進行一連串迴轉動作把不同精油從身體背部約 6 吋高位置像雨滴般滴落身體上，帶到人體神經電流的通道（neuro-electrical pathways）來創造一個振動療癒能量，從而清除任何能量層面的障礙，以調升個人頻率及支援個別器官。

VRT 運用 9 種純正療癒級精油 *（Oregano 牛至，Thyme 麝香草，Basil 羅勒，Cypress 柏木，Wintergreen 冬青，Marjoram 馬鬱草，Peppermint 薄荷，以及兩個複合配方 Aroma Siez^ 和 Valor^）而 Bible Treatment 其實並沒有任何宗教背景，取名是源於療程運用了聖經裡面常提及的 12 種精油（Cassia 肉桂油，Cistus 岩薔薇，Cedarwood 雪松，Cypress 柏樹，Frankincense 乳香，Galbanum 白松香，Hyssop 牛膝草，Myrrh 沒藥，Myrtle 桃金娘，Onycha 白松，Sandalwood 檀香，Spikenard 甘松），運用以上兩種手法再配合 Tuning Forks（音叉），形成一個很震撼，把人的身、心、靈頻率調至最極致狀態，啓動人本身潛在的內在智慧的另類按摩體驗。

除了舒緩身體外，此療程也能達到深層平衡心靈和能量層面的效果。由於大腦皮層有稱為杏仁核（amygdala）之構造儲存著很多情緒和過去得記憶，而該構造只能直接被聞到的味道所影響，因此有機會把被埋藏或壓抑的感覺、過去的情緒創傷及不快回憶釋放出來帶到意識層面後得以處理。

雨滴療程是非入侵性且極安全，自 1991 年起在外國已被受專業按摩治療人師及其它具備專業醫護背景人士的關注與應用。以筆者經驗，一般保養半年一次 VRT 或 Bible Treatment 除了調高頻率外，也可以支援脊骨、經絡、情緒於健康之平衡。但切記要找口碑好、自身能量也很「乾淨」的療癒工作者來進行，便能得到理想成效。

* 只限使用 YL 精油
^ YL 精油名稱

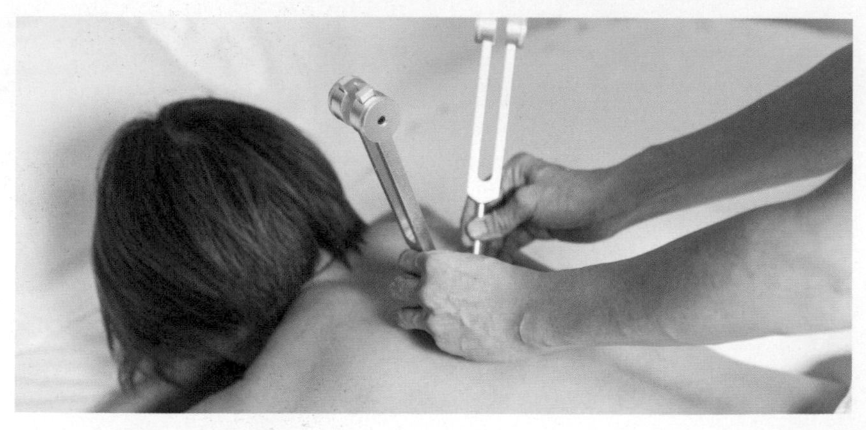

用上音叉來進行的 VRT 或 Bible Treatment 把精油的力量擴大，令效果更不一樣。筆者建議每年最少進行兩次來調頻和清理能量。

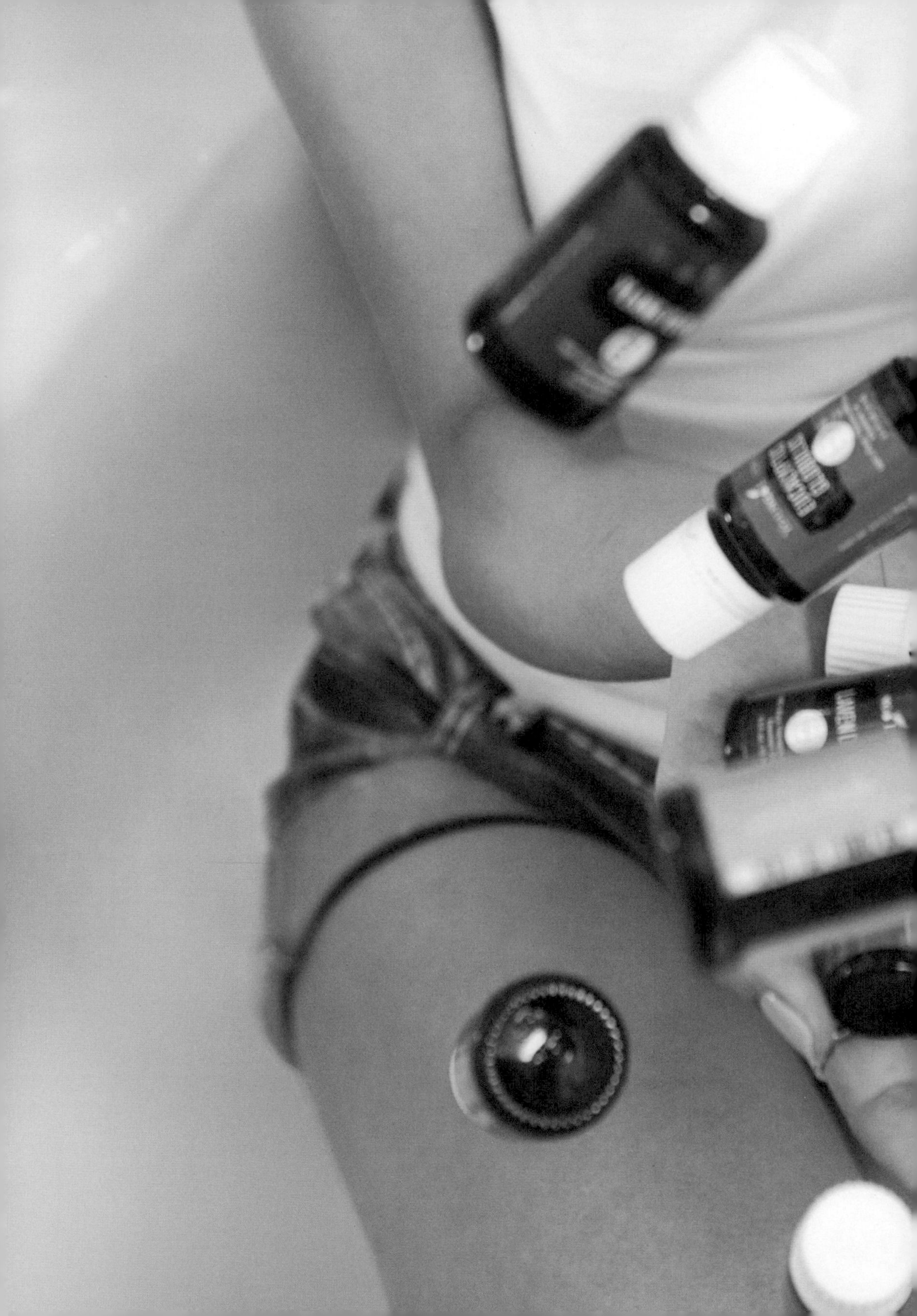

CHAPTER 4

Young Living 精油疑慮篇

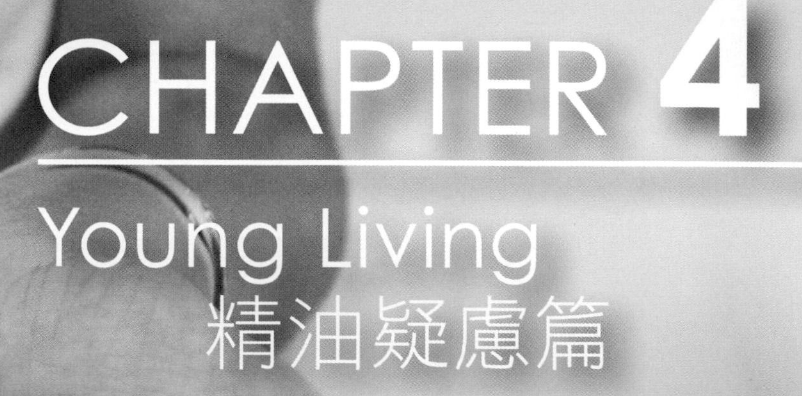

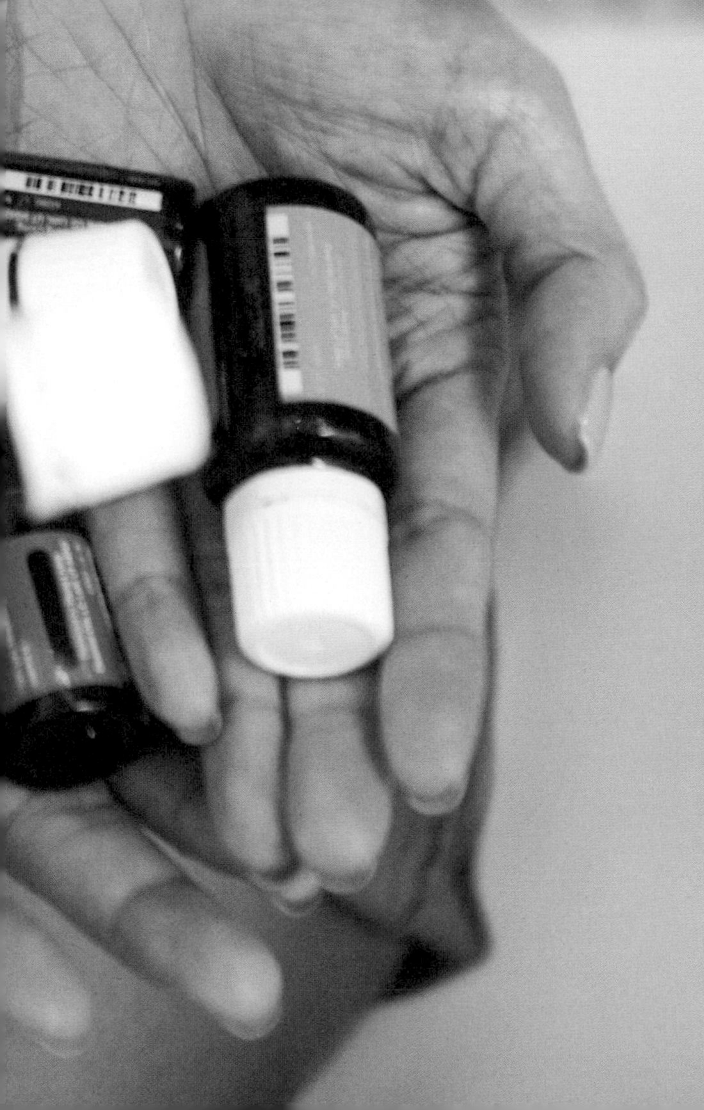

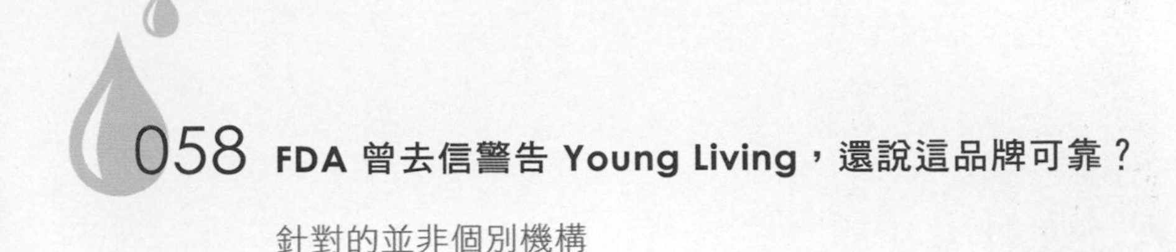

058 FDA 曾去信警告 Young Living，還說這品牌可靠？

針對的並非個別機構

與其道聽塗説、人云亦云，不如自己多去了解到底那些警告信是什麼回事，FDA（美國食品藥品監督管理局）的作風又是怎樣一個模式。

搜尋 FDA 網頁共找到 3 封跟 YL 有關的信件。最近一封是 2014 年，FDA 指由於網上及社交媒體有很多用家或獨立經銷商分享用 YL 可以治病又或跟一些治療身體狀況相提並論，這種市場推廣令 YL 成為未經核准的藥物。FDA 認為，縱使 YL 從來沒用這角度去推廣自己產品也好，獨立經銷商不是僱員也好，但卻屬「受薪顧問」，因此母公司有責任去直接監管這些經銷商如何去推廣它的產品。而另一家經營模式類似的精油直銷公司 dōTERRA 也同樣收到信。而其餘兩封信，分別是於 2000 年 FDA 就 YL 於同年所遞交的信件，聲稱某些含精油補充食品的效用並不符合 FDA 要求而作出回覆而已。

請各位搞清楚是，FDA 警告信並非法庭告票，而是一封通知有關機構觸犯了 FDA 條款並要求根據警告內所列名之事項作出自願性修改的書信往來。其實 FDA 近年也對售賣天然產品的公司作出不同程度的追擊，甚至向生產胡桃、小紅莓汁、椰子油、接骨木果汁等機構發出警告信。

另外，在網絡不停有説 2015 年 YL 和 dōTERRA 再次收到警告信，然而這是誤傳，錯誤刊登這訊息的一個直銷新聞、分析及市場資訊網站 “Business For Home“ 已於 2015 年 9 月 29 日公開在其網站澄清及道歉。

WARNING LETTER

VIA OVERNIGHT DELIVERY
RETURN RECEIPT REQUESTED

Young Living
Attn: Mr. Gary Young, CEO
3125 Executive Parkway
Lehi, UT 84043

Dear Mr. Young:

This is to advise you that in August 2014 the U.S. Food and Drug Administration (FDA) reviewed websites and social media accounts (*e.g.*, Facebook, Twitter, and Pinterest) for several Young Living essential oil consultants that your firm refers to as "Young Living distributors." FDA also reviewed a 2012-2013 product guide found on your website http://www.youngliving.com. Based on our review, FDA has determined that many of your Young Living Essential Oil products, such as, but not limited to, "Thieves," "Cinnamon Bark," "Oregano," "ImmuPower," "Rosemary," "Myrtle," "Sandalwood," "Eucalyptus Blue," "Peppermint," "Ylang Ylang," "Frankincense," and "Orange," are promoted for conditions that cause them to be drugs under section 201(g)(1)(B) of the Federal Food, Drug, and Cosmetic Act (the Act) [21 U.S.C. § 321(g)(1)(B)], because they are intended for use in the diagnosis, cure, mitigation, treatment, or prevention of disease. The intended use of a product may be determined by, among other things, its labeling, advertising, and the circumstances surrounding its distribution, 21 C.F.R. § 201.128. As described below, the marketing and distribution of your Young Living Essential Oil products without FDA-approved applications is in violation of the Act.

You market your Young Living Essential Oil products through paid consultants; your compensation plan for your consultants is explained on your website www.youngliving.com/en_US/opportunity/compensation-plan. Your consultants promote many of your Young Living Essential Oil Products for conditions such as, but not limited to, viral infections (including ebola), Parkinson's disease, autism, diabetes, hypertension, cancer, insomnia, heart disease, post-traumatic stress disorder (PTSD), dementia, and multiple sclerosis, that are not amenable to self-diagnosis and treatment by individuals who are not medical practitioners. Consumers interested in your Young Living Essential Oil products are then redirected by your consultants to your website, http://www.youngliving.com, to purchase your products and/or register as members (*i.e.*, consultants).[1]

Examples of claims found on some of your consultants' websites that establish the intended use of your Young Living Essential Oils products include, but may not be limited to, the following:

On the website, www.theoildropper.com, under the heading, "Young Living Versus Ebola Virus":

- Under the subheading, "Be Prepared":
  - "Since I have become an avid Young Living essential oil user I have learned all about the anti-microbial properties of so many oils, including ANTI-VIRAL constituents in many of our essential oils."
  - "Viruses (including Ebola) are no match for Young Living Essential Oils"
- Under the subheading, "Top Oil Choices for Viruses":
  - "Top on my list is Thieves. Thieves is highly anti-microbial . . . it could help against Ebola."
  - "Ebola Virus can not live in the presence of cinnamon bark (this is in Thieves) nor Oregano." [*sic*]
  - "ImmuPower by Young Living would be a top choice as well. ImmuPower is a blended oil containing (oregano, clove, frankincense, ravintsara, cistus, mountain savory and hyssop). Every single one of these individual oils has anti-viral properties."

On the website, www.theoildropper.com, under the heading, "Rosemary Essential Oil by Young Living":

- "[R]egular use of rosemary essential oil may . . . help prevent diseases associated with free radicals, including cancer and heart disease."
- "Rosemary research in regards to Alzheimer's disease showed aromatherapy as a potential treatment for the cognitive (eg, memory) impairments caused by dementia."
- "Rosemary . . . has antimicrobial and antiseptic qualities than [*sic*] may help eliminate . . . eczema and dermatitis."

詳細內文可以瀏覽以下連結：

http://www.fda.gov/iceci/enforcementactions/warningletters/2014/ucm416023.htm

059 芳香療法組織也公開點名批評 YL 不安全？

又是不同派別的爭議

FDA 所針對的也是一些不負責任、胡亂把精油跟治療疾病的誤導性陳述以及不安全使用精油的方法的宣傳手法，然而 YL 本身並沒有觸犯以上所說，因此個別芳香療法組織對個別直銷精油公司所發出的言論也未必公平。

個別跟隨 NAHA（美國國家整體芳療協會）和 IFA（英國國際芳療師協會）的執業芳療師持續對不稀釋使用精油及服用精油等做法作出警告，並指任何人未經有牌照／被認可的專業人士這樣使用精油是極度危險的行為。事實是，無論在大的、小的精油公司，或直銷精油公司裡面，對精的用法及有著各種專業知識的用家與專業人士大有人在，屬於什麼組織或那個類型的精油公司根本不是一個斷定其專業程度的因素。把精油獨立經銷商不稀釋使用精油、服用精油等做法塑造成無知、不專業、匪夷所思、為招攬會員的貪婪企圖而什麼都能胡說八道等，繼而對以上描述的用法極不認同而作出各種言論與批評，或許只屬不中立的批判，也是對相比英式芳療有更深遠歷史的法式芳療，以及各種被世界尊重的科學研究之一種忽視。

當然，公開批評的組織與人士屢次指出高濃度的精油需要小心使用、精油不是藥物等說法都是真實無誤的，所以大家也應該用常識去作出判斷。根據權威精油學者 Robert Tisserand 所指，如果在 FDA GRAS（Generally Regarded As Safe For Oral Consumption 一般性可安全地口服使用）清單上面找到的精油，也皆是有一個按照其特定用途有著很長（最少 50 年）的安全使用歷史了。

最後，以筆者認識在使用 YL 精油的朋友裡面，當中包括很有名望的執業註冊西醫、小兒專科、執業註冊中醫、執業自然療法醫師、大學教授、執業註冊營養師 … 等等，筆者本身也是一名自然療法博士，經常跟這些專業人士分享及交流各種精油用法，互相啟發，樂此不倦不倦。

060 為什麼 YL 精油沒有註明限期？

保存得宜或比你長壽

在適當的保存下，優質療癒級精油的「保鮮期」的確可以很長。曾看過有文章指，在埃及出土的精油罐裡面的精油，經過 5000 年歷史洗禮之後，還是可以使用而且含有豐富 sesquiterpene（倍半萜烯），也有說精油學者 Dr. Cole Woolley 曾在阿曼泥土發現的乳香樹脂被埋藏了超過 65 年，依然可以使用。而一般在在阿曼的銷售市場上找到的乳香樹脂，其特性也可以保存 5-10 年不變。

精油本來就不是容易腐壞的東西，而真正從植物萃取並以高質素蒸餾過程製造出來的純精油是可以存放很久很久，甚至過百年。真正純精油存放妥當於陰涼處，便可以繼續保持其生物活性、安全性及功效。由於這些精油不含水份，又有植物本身自行抗菌、抗病毒的特質因此理應不會發霉、發酵或發黴，難聽點所，隨時比人類更長壽！

那麼為什麼坊間其他品牌的純精油有使用限期呢？以下的原因可供參考：

1. 精油含有化學物質讓產品質素易變；
2. 是劣質被摻假的精油；
3. 精油公司的銷售策略，因此消費者需要繼續花費購買；
4. 精油公司研究發現該精油的功效只能維持若干時間；
5. 遵從個別國家的標籤法，但只有奧地利和少數國家需要這方面的標籤規定，美國出產的精油是沒有這方面的需要。

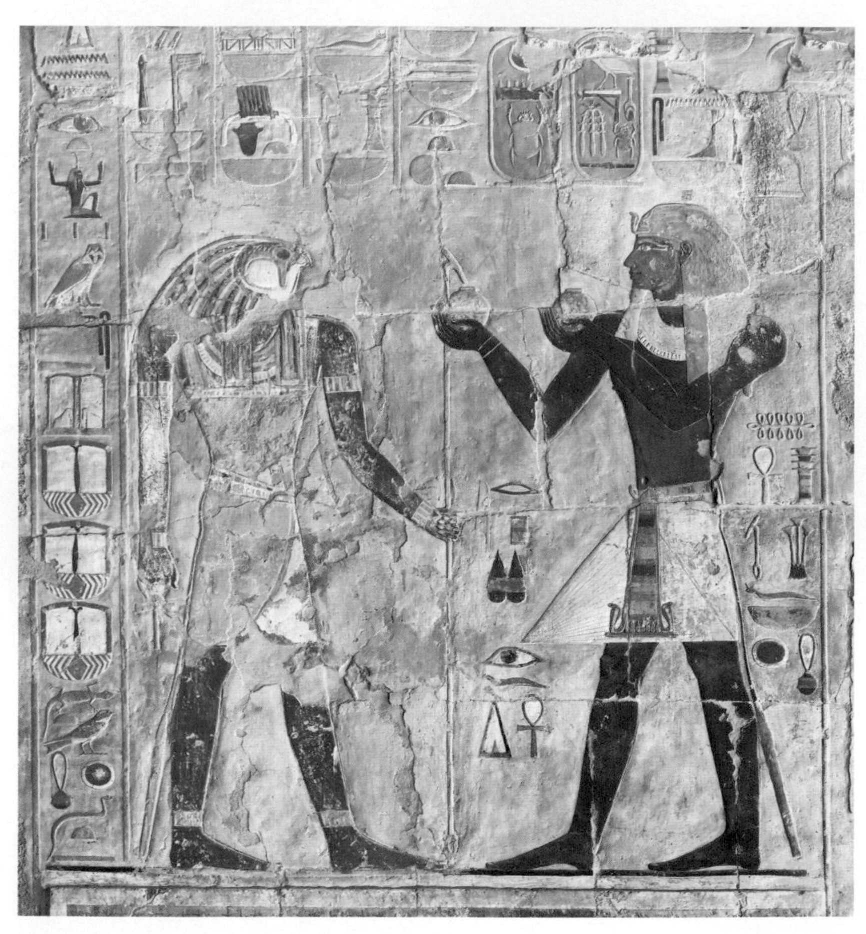

埃及古蹟的壁畫上經常會發現精油的蹤影。

061 精油加熱會變質不能使用？

非過熱不影響生物活性

根據 YL 官方網站指出，“extreme heat”（極端熱力）能破壞精油內的重要成份；而精油受到長時間暴曬、或遇上極端熱力會改變精油化學結構和揮發速度，繼而影響其功效。

精權威油學者 Dr. Cole Wolley 的兒子 Philip 及其太太 Mckenna 的精油網誌指出，Dr. Wolley 解釋即是精油被加熱至華氏 130 度（約攝氏 54.4 度）也不會影響精油分子之特質，而只是影響揮發的速度，而精油的揮發只會影響份量而已。

在純精油入面，較輕的 monoterpenes（單松烯類）會先被揮發，留下來的是 sesquiterpenes（倍半萜烯）。如果一個人把精油一直打開，被揮發的是 monoterpenes，即使不打開，也會透過塑膠蓋慢慢蒸發然後留下 sesquiterpenes 在瓶子內。但這個問題不大，因為後者才是精油的真正動力廠，它才是精油生物活性的來源。

由於非 Citrus Oil（橘皮油）是經過蒸汽蒸餾至攝氏 100 度（約華氏 210 度）的高溫處理，因此能抵受高溫。相反冷榨式萃取的精油便不能遇熱。由於用家未必清楚複方精油內是否使用了冷榨式萃取精油，因此建議小心複方精油接觸高溫。而什麼才叫 “extreme heat”？據筆者所知，一般情況是指在火爐邊或被猛烈陽光照射的汽車內籠。另外，也別把精油迅速由 “extreme heat” 的帶進冷凍溫度的突變環境去。

所有 Citrus Oil 除了柚子是蒸餾而成以外，其它都是透過冷榨式萃取的

"I have always been an oils person, but I became especially invested in them when my husband had cancer. I have a diffuser with the oils, and when you walk into my house or my stores, you can definitely smell them. I have been working with Young Living Essential Oils for almost 20 years now. We actually work in hospitals with the Urban Zen Therapy Program... Young Living Thieves Essential Oil is one of my favourites, but I also like Lavender and Peppermint."

「我一直都是用精油的人，但我是於丈夫患癌症時才真的投資在精油上。我也有使用擴香器，因此當你踏進我的房子或我的店，也必然可以聞到精油味道。我已經跟 Young Living 合作近 20 年，我們其實是在 Urban Zen 療癒計畫裡面的醫院一起運用精油的 … Thieves 是我在眾多 Young Living 精油裡面其中的最愛，我也喜歡薰衣草和薄荷。」

國際知名時裝設計師 Donna Karan

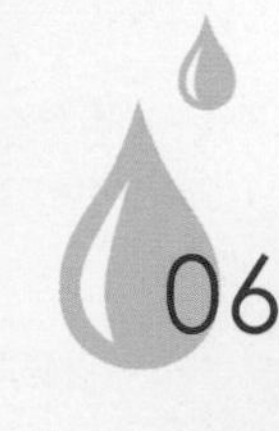

062 為什麼 YL 有不同顏色的標籤？

顏色解碼靠創意

就這個問題，答案可以說是眾說紛紜。朋友曾經跟 YL 的客戶服務員查詢，官方答標籤顏色是根據最接近該精油的植物 / 主要成份之植物顏色來分類。

為配合美國 FDA 最新條例，YL 精油只可在標籤上選擇列出某種特定用途，並不容許在同一瓶精油上註明既可外用和擴香又可以內服等。於是在 2016 年 1 月便正式推出了白色標籤的 VITALITY^ 系列，而這系列的精油在美國，是註冊成為可以內服的營養補充品。不過，其實 VITALITY^ 精油系列的成分跟普通裝的精油成分是完全一樣，換句話說，VITLALITY Lavender 跟平時紫色標籤的 Lavender（薰衣草）成分是沒有分別的。

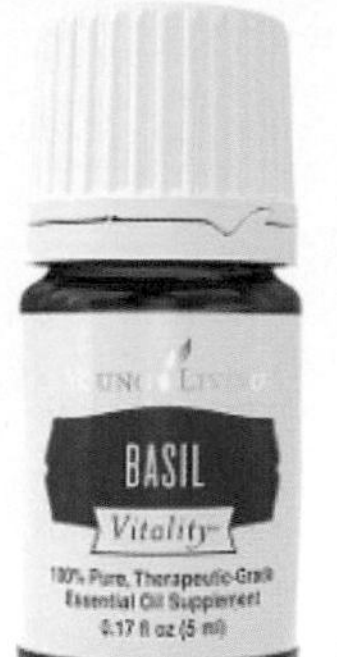
BASIL
Vitality
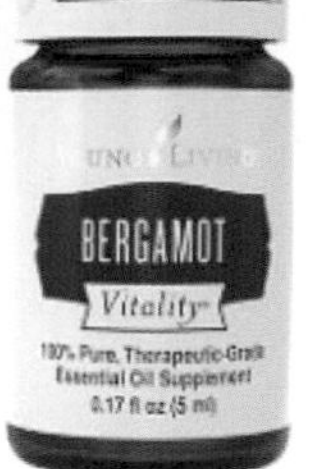
BERGAMOT
Vitality
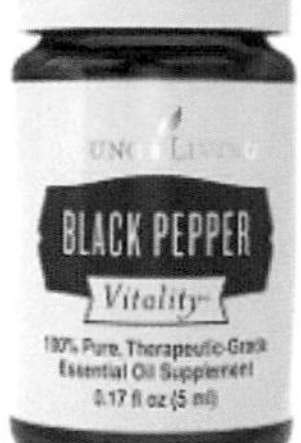
BLACK PEPPER
Vitality
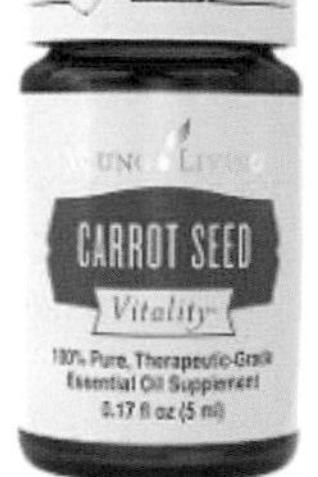
CARROT SEED
Vitality
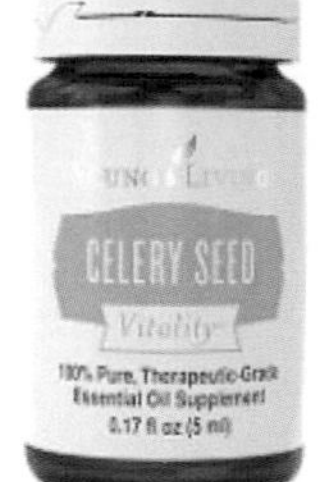
CELERY SEED
Vitality
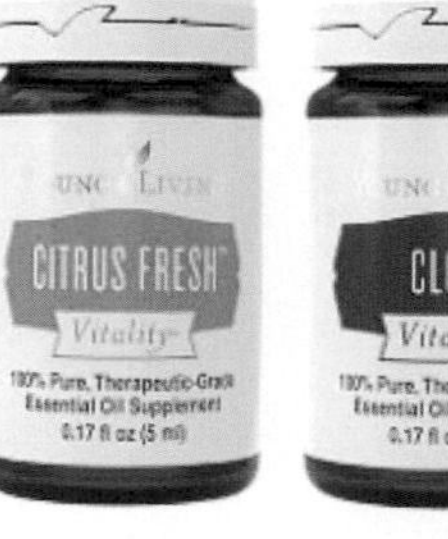
CITRUS FRESH™
Vitality
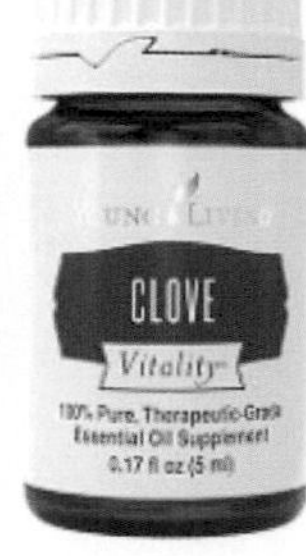
CLOVE
Vitality
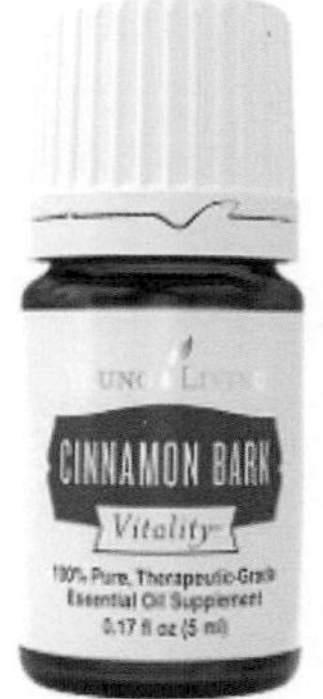
CINNAMON BARK
Vitality
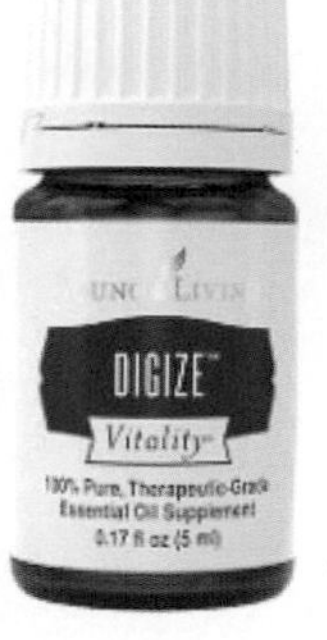
DIGIZE™
Vitality
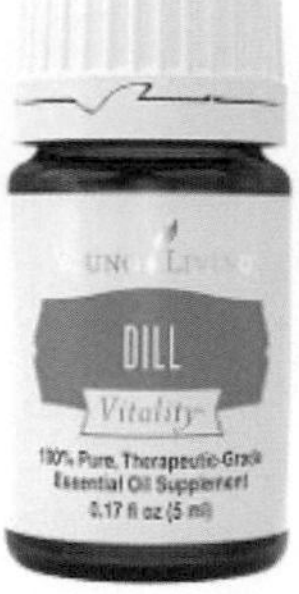
DILL
Vitality
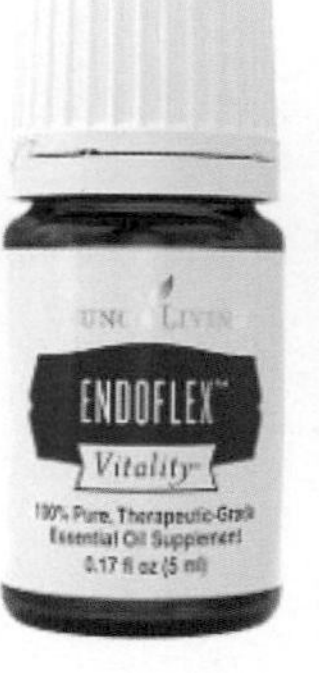
ENDOFLEX™
Vitality
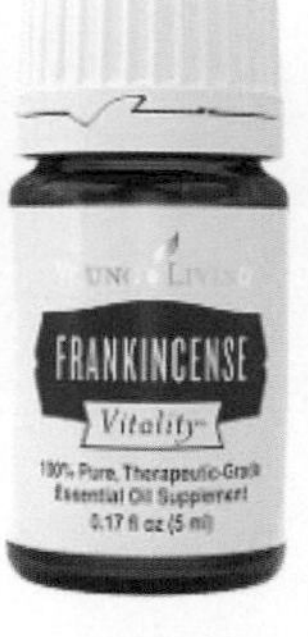
FRANKINCENSE
Vitality
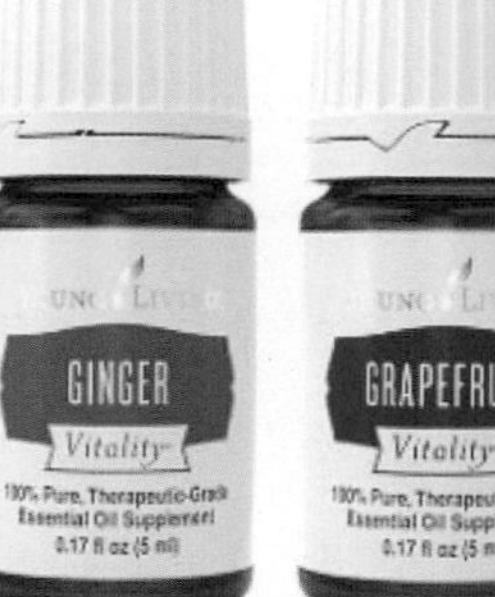
GINGER
Vitality
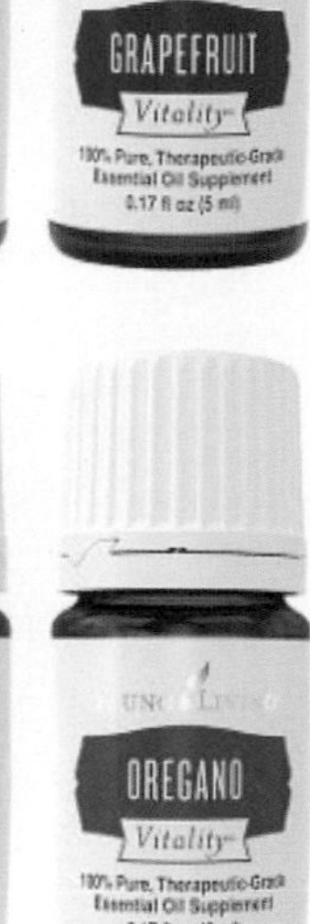
GRAPEFRUIT
Vitality
OREGANO
Vitality
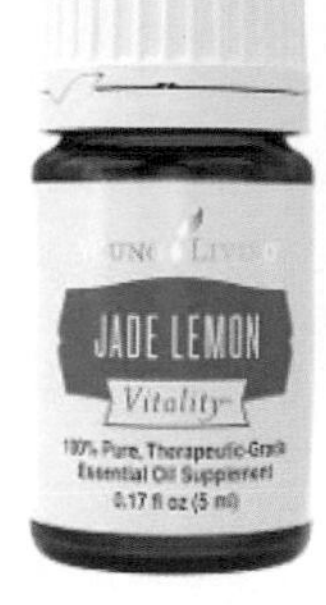
JADE LEMON
Vitality
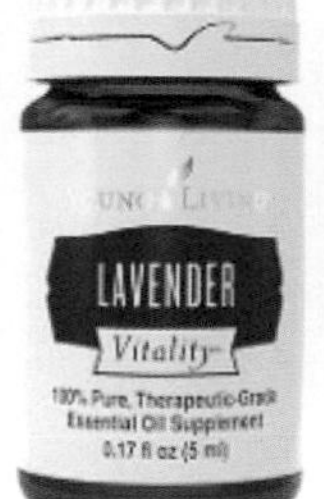
LAVENDER
Vitality
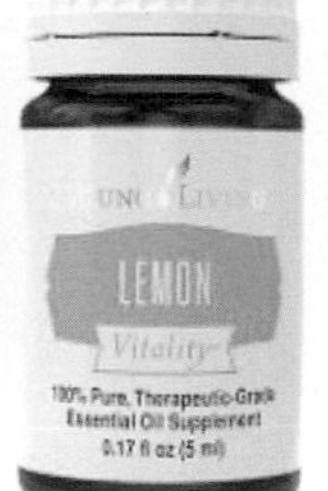
LEMON
Vitality
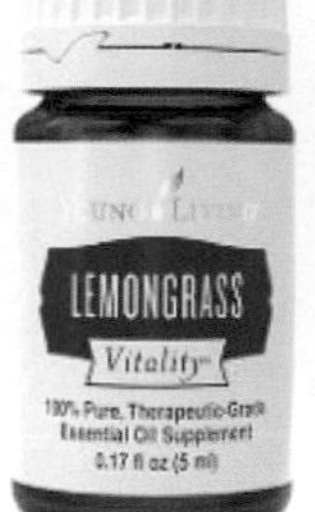
LEMONGRASS
Vitality
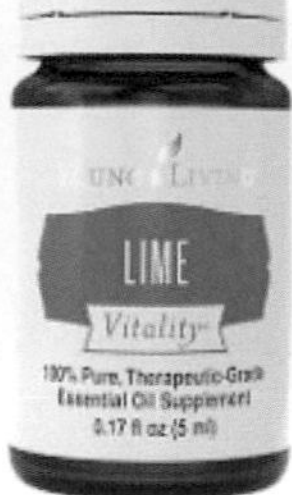
LIME
Vitality
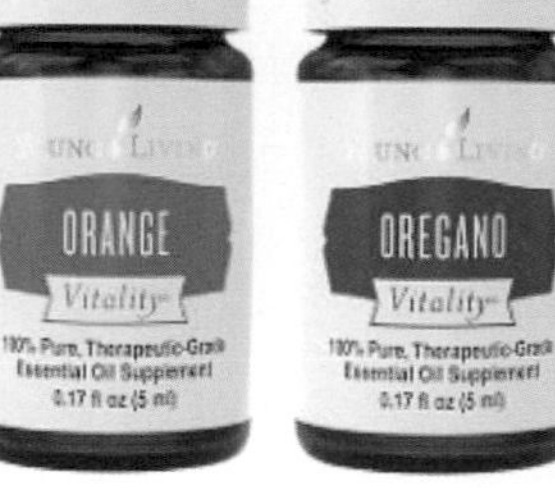
ORANGE
Vitality
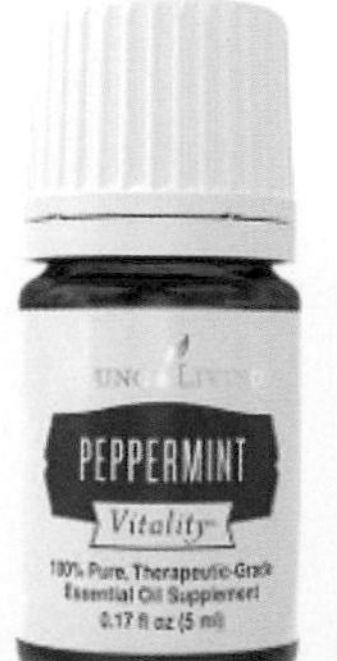
PEPPERMINT
Vitality
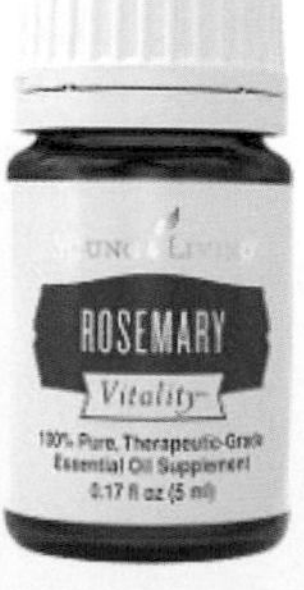
ROSEMARY
Vitality
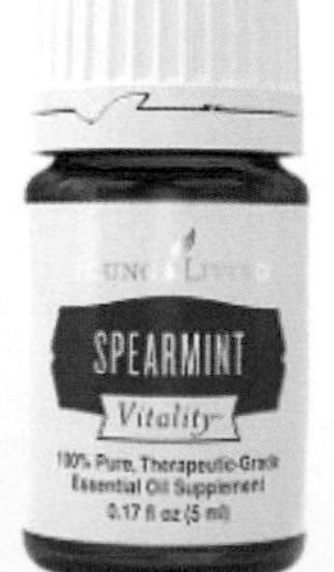
SPEARMINT
Vitality
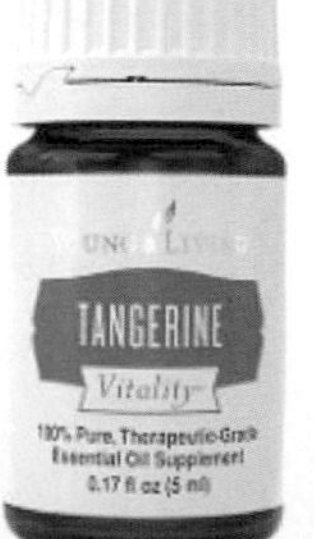
TANGERINE
Vitality
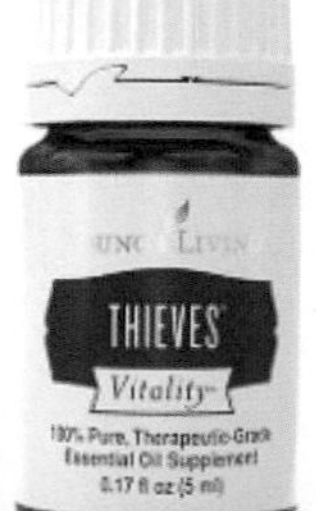
THIEVES
Vitality
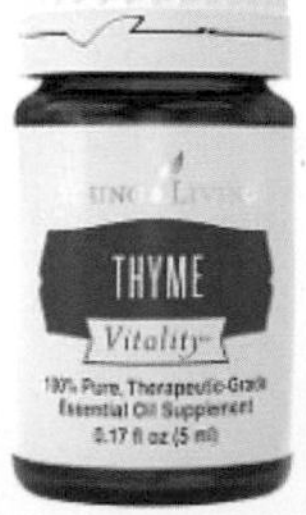
THYME
Vitality

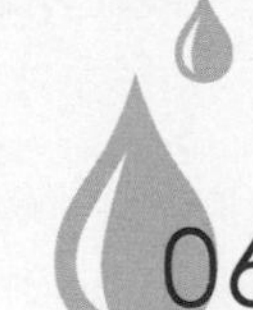

063 YL 精油有類似中醫說的寒涼和燥熱之分嗎？

看植物本身種類而分

以筆者用 YL 的經驗，剛巧不少精油標籤的顏色屬於藍藍綠綠的，性質會偏寒涼；而精油標籤比較橙橙紅紅的不少又比較刺激或屬熱性。當然，這不是官方解釋，是一個有趣的巧合，但也可作個參考。

這裏想補充，常聽到中醫對 YL 寧夏紅^（Ningxia Red^，簡稱 NXR^ 是含有精油的杞子汁飲品）的誤解。因為 NXR 是杞子汁，一般中醫聽到或會告訴你喝它會很令人燥熱。但其實杞子乾才是屬於「燥」，NXR 是用新鮮杞子果泥製造而成，屬性是帶點輕微寒涼的啊！而如果因為喝了 NXR 而生口瘡也並非因為它熱氣，而是身體在進行清肝的反應。

另外，寧夏紅成份分別有 Tartic Acid 酒石酸（E334）、Malic Acid 蘋果酸（E296）、Pectin 果膠（E440）和 Sodium benzoate 苯甲酸鈉（E211），但都是全天然製成，絕對不是工業用的添加劑也並無副作用。

雖然有説吸收太多果膠可能會導致腸胃不通，但一般建議每天服用的 60-180ml 份量不會有太大影響。

也有傳言説人體吸入過多苯甲酸鈉（E211）有機會改變人體基因，但此成份是在很多莓類水果種存在的天然成份，加上要人體每公斤體重內多於 5mg 才算過量，因此寧夏紅依然是可以安心食用。

^ YL 精油名稱

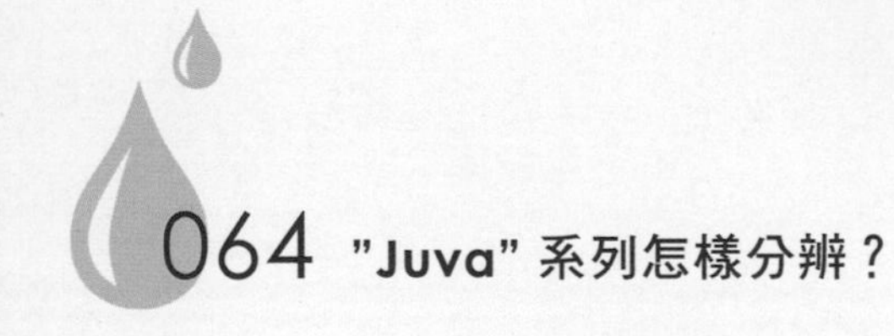

064 "Juva" 系列怎樣分辨？

都是支持肝機能的好東西

在眾多 YL 產品裡面，比較混淆相信非 Juva 系列莫屬。有名字很近似的 Juva Cleanse^，JuvaFlex^，Juvapower^，Juva Spice^，Juvatone^，到底那是怎麼回事呢？

先說 Juva Cleanse 和 JuvaFlex，無論成份與應用都各有不同。用上六種香草的 Juva Cleanse 能有助支援肝臟機能和支持肝臟清潔，還有對支援身體排毒系統排出重金屬非常有效。而 JuvaFlex 精油則用上 3 種香草，只有一種（蠟菊）是跟 Juva Cleanse 精油內的成份一樣，除了支持肝臟機能也對支援淋巴系統和腸道消化系統有幫助，而用法也各有千秋：建議把 Juva Cleanse 塗在肝臟、腎臟位置和這兩個內臟的反射區，又或者是跟可食用的植物油放進膠囊食用。而使用 JuvaFlex 時可在肝臟和肝臟反射區按摩，又或者用在脊骨上然後熱敷。

JuvaPower 是抗氧化蔬菜粉補充劑，含有平衡腸道與支持腸道清潔的成份，也能支持肝臟機能；Juva Spice 功用大致相同，只是不同用法；Juvatone 是支持肝臟機能的丸狀補充品，也能提供高蛋白質的營養需要以及支持人體排泄功能。

以筆者經驗，請先確保排便已經順暢並最少每天兩次方可使用 Juva 精油系列才能發揮最大功效。

^ YL 精油名稱

065 為什麼情緒精油可以平撫有關情緒？是邪教嗎？

是 INTENTION！

筆者於 2015 年出席在克羅地亞舉辦的訓練時，現場有人問 YL 創辦人 Gary Young 如何調配複方精油的。Gary 的答案是：他會先向神禱告，然後便有靈感去調配。聽落好像很詭異，但對筆者而言，這其實跟吸引力法則、或之前提及過的 electromagnetic field（電磁場）、vibrational frequency（振動頻率）、愛因斯坦狹義相對論等等全部有關係。

根據全球暢銷書籍《秘密》所講，吸引力法則的應用其實始於人的一個 Intention（意向）- 我們所想會產生相應的振動頻率，然後會物以類聚地吸引類似頻率回來去創造我們的現實。很多 YL 的情緒複方精油都有特定支援某種特定情緒的名字如：Acceptance^（接納）、Joy^（喜悅）、Forgiveness^（寬恕）、Surrender^（投降）… 等，其實就是一個 intention。無論是 Gary 的還是用者的 Intention，都對平撫情緒有所影響。因此以筆者經驗，如果用家也相信精油的療癒力量能帶給他好處，精油的效果也會相得益彰。

與其覺得這些情緒精油很「邪」，倒不如把它看成是種祝福。說真的如果覺得這些精油跟邪教扯上關係，那麼難道聖誕卡、賀年卡、生日卡或者任何祝賀說話也是嗎？

^ YL 精油名稱

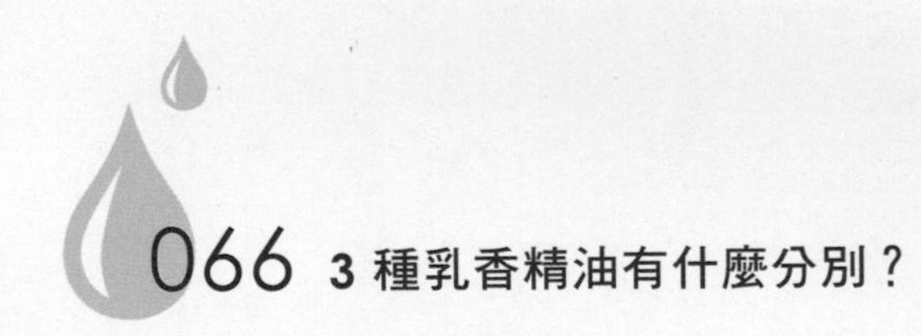

066 3種乳香精油有什麼分別？

歷史悠久的聖物

YL乳香精油共分三種，包括：Frankincense（Boswellia Carterii），Sacred Frankincense（Boswellia Sacra），Frereana Frankincense（Boswellia Frereana）。第一種在是古時真正的沈香，有幾千年神聖獻祭用途的歷史，產地是在索馬利亞或者也門。如果是達到療癒級數的乳香精油，萃取方法要從乳香的樹脂蒸餾的。它的用途對提升情緒、支持免疫力等都很好。作為聖木之一，據説也能提升靈修的覺醒能力，所以美容以外我建議在做瑜珈或者冥想時用好棒！

第二種 Sacred Frankincense 的產地在阿曼，可謂世界最珍貴，也據說是東方博士獻給耶穌的乳香品種。YL是美國唯一在阿曼皇室以外地方可找到的，難怪美容功效這麼好！相對第一種乳香，這品種對皮膚更生功效特別顯著，對支持免疫力和皮膚修復有幫助。其實外國有不少學者提倡乳香對支持免疫機能效果理想，而以我所知，如果天天圍著眉骨、眼袋及眼周邊來塗，有助支持眼部機能的健康。

最後一種 Frereana Frankincense，產地雖也是在索馬利亞，但就跟乳香的成分非常不同，而且並只有極少甚至沒有 Boswellia Acid 的。這個品種對支持皮膚更生之類美容功效應該沒大幫助。但對支援關節健康有效。而市面上很多劣質貨使用較便宜的乳香樹脂混合而成的，購買時最後先搞清楚是哪種，別見到是乳香就興奮得丟了腦袋啊！

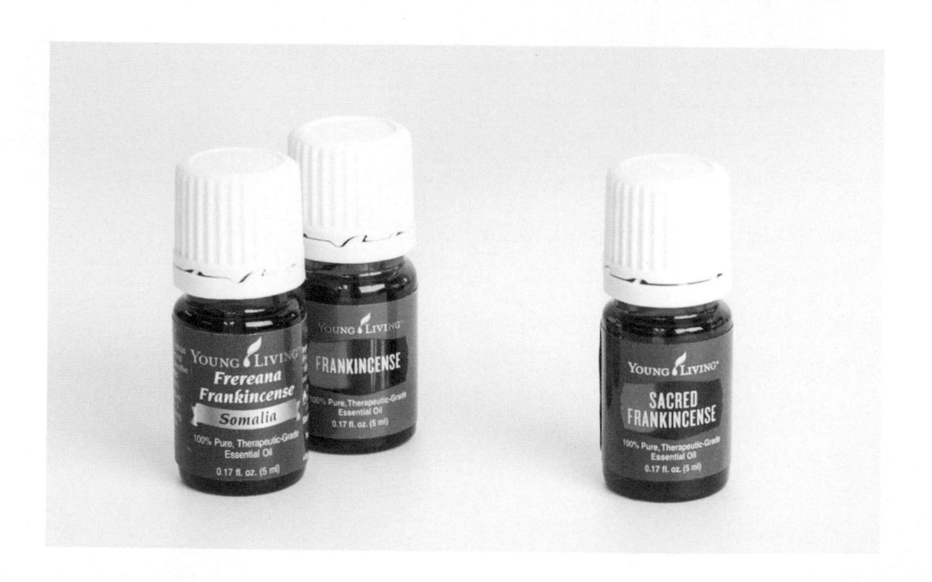

067 如何使用 Oola Infused 7 精油？

妙用吸引力法則注入正念

筆者在閱讀完 “Oola” 生活理念創辦人的書 和翻查過所有精油成分，以及憑著對 Young Living 的認識與經驗，有以下分享：

這套油其實是由 YL 夥拍 Oola 研發。Oola 是一套正面改寫的生活理念，推崇平衡生活 7 個範疇 - 信念（Faith）、家庭（Family）、事業（Field）、財政（Finance）、健康（Fitness）、友誼（Friends），還有玩樂（Fun）來創造理想的人生及結果。

相對 YL 其他 blends（複合配方精油）使用不同 single oils（單方精油）來混製，這 7 瓶油的獨特之處是當中是有用 YL 已經 blend 好的複合配方（例如 Harmony，Inner Child 等），所以每一瓶油都是針對它背後的 Oola 理念來研製，而我會說，這 7 瓶油就好像進階班的 Abundance^ 精油一樣，透過吸引力法則的原理來發揮最高效果。而使用這 7 瓶油比起其他 YL 的精油是比較針對生活上 practical 的需要，是用來實踐（actualise）理想多於處理（handle）狀況：

1） Faith^：信念 / 信仰。以感恩和謙虛的出發點協助明白和成就我們在這個世界更大的目的。對某些人事物甚至靈修 / 宗教的完全信任 / 信心。也可以讓我們更開放去聆聽來謙卑學習、探索；Faith 是成就其他範疇和結果的支柱，無 faith 根本不會成功；

2） Family^：實踐所有跟親密關係有關（不管是單身 / 結婚 / 離婚 / 父母 / 跟孩子 / 繼父母 / 繼子女 / 領養關係 / 其他親戚等等）的愛，寬恕，承諾，負責任，以身作則帶領其他家庭成員前進等；

3） Field^：包括事業，工作和全職留在家照顧家庭的父母。實踐由 day job（為生計而做的工作）進化到 dream job（為理想而做的事業），並以服務的心態來看待工作，吸引有經驗和啟發性的人來身邊從中學習；

4） Finance^：實踐財政和財務自由，做一個有計畫並善於管理財務的人，量入為出，吸引金錢所帶來的豐盛；

5) Fitness^：實踐身體上的健康 + 健康的生活態度，包括運動上（增強能量，健康體態等）和飲食上（吃少些 + 醒目些 + 健康些）的成果，創造對自己體魄和生活 feel good 的狀態；

6) Friends^：所有跟社交有關的一切。加緊與朋友之間的聯繫，開放地跟真正的朋友分享與學習，在現今科技發達誰都可以成為"朋友"的大環境裡面聰明地分辨那些是真心朋友；

7) Fun^：發掘對生命有熱忱和激情的一切，實踐一個 enjoyable life，並平衡地把工作與玩樂分配，並把自己充滿熱誠的東西去正面分享和影響其他人。

使用這 7 瓶油時，Intention（意圖心）好重要，而且用 Infused 7 系列，你的 Intention 要越清晰越好。意思即是說，你用每一瓶油的時候，你一邊用（不管你是 diffuse / 塗，吃我就不會建議了）一邊已經想像到 / 清楚知道實質和具體意圖發生的結果是什麼（註：具體不是"希望好 D 囉"，"我想多 D 囉"，"開心 D 咁囉"，這些講了等於沒講。如果可以量化和描述和形容到出來的才算），並想著，感受著那些結果才可以事半功倍。

建議用的時候，一邊用也可以一邊說：I am xxxxx（我是 xxxx）

例子：Finance：我是個財務自由的人 / 我是個豐盛的人，這禮拜我儲蓄到 ＄xxxx / 我是個吸引財富的人，這禮拜有最少 2 個客戶跟我 closing / 我是 afford 到下個假期跟啊爸啊媽老婆仔女一齊輕鬆去北海道滑雪的人，去完回來錢好快又搵得到了 / 我是一個今年 6 月前負責任地還清債務的人

注意：意圖心具體得來可帶點 realisitc 的挑戰性，切勿太天馬行空，而且出發點不是在“希望”事情會發生，“希望”最後只會令你等運到，你要真心有 Faith 會發生，感到在發生中 / 已經發　生了一樣。而且拜託，你必須要在那個體驗當中。即是說，如果你只會講，但是當你說“我是個財務自由的人”時其實苦口苦面，又擔心戶口的錢怎樣怎樣，真是俗語所謂的“財神見到你都會走開”，那麼就浪費人力物力了！

另外，如果本身能量 / 情緒未清理而用 Infused 7^ 的話，效果係會有影響的啊！

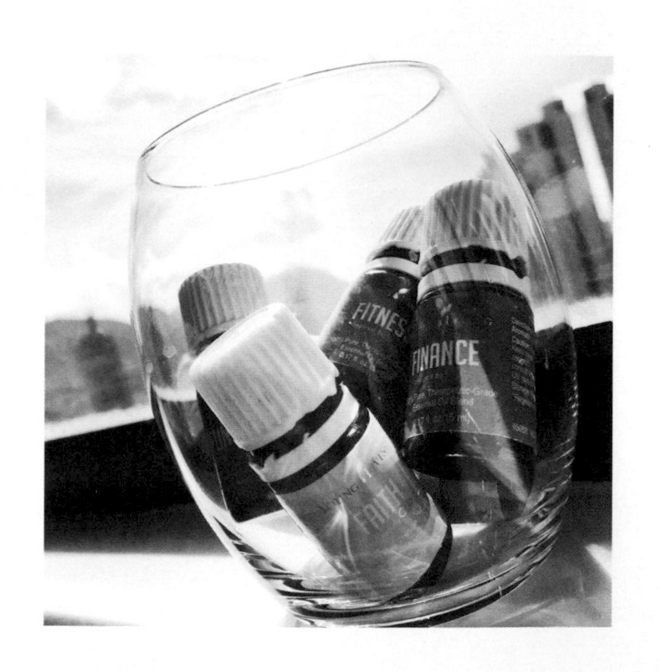

068 Progessence™ Plus serum（PPS）與 Progessence™ Phyto plus（PPP）的分別？

成份稍微不同的女性恩物

	Progessence™ Plus serum	Progessence™ PHyto plus
乳香	Sacred frankincense	Frankincense
生長環境	甘油	椰子油
黃體激素	Wild Yam 野生山藥（USP 級孕酮）	Vitex 貞潔樹提取（天然黃體素）
功能	支持黃體素平衡運作，支持女性荷爾蒙分泌系統，支持生理期平衡	支持腦下腺體刺激卵巢釋放黃體素機能、支持女性荷爾蒙分泌系統、保養女性生殖系統
使用方法	頸部兩邊 / 耳背 / 踝 / 子宮穴位反射區	頸部兩邊 / 耳背 / 踝 / 子宮穴位反射區
適合	年輕、生育年齡女士	成熟、更年期女士（由於會刺激卵巢釋放黃體素機能，請小心使用）

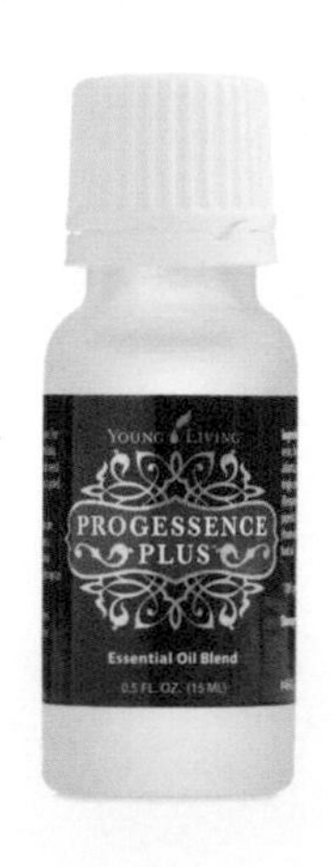

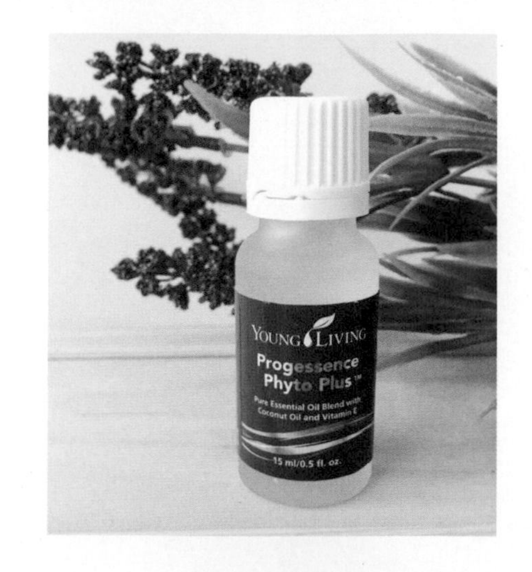

使用 PPP 或 PPS 要特別注意是， 如在服用孕激素藥物（如避孕藥、注射避孕針等）切勿使用這兩支精油啊！

另有説 PPP 是廉價版本的玫瑰精油對護膚很有幫助，這當然也是個謀論吧了！

野生山藥 VS 貞潔樹？

野生山藥含天然孕酮，當中的 Diosgenin（薯蕷皂素）是一種植物雌激素，類似於人體中的孕酮。這種相似性可以對身體產生類似孕酮的反應，通過恢復雌激素或黃體素不平衡的方式，常被用作另類雌激素的天然恩物。

貞潔樹屬馬鞭草科植物，含有豐富的 Phyto-progesterone（植物黃體酮）成份、可發揮跟人體黃體素賀爾蒙類似的功能。而它本身並不是激素，卻透過調節腦下垂體釋放出促黃體素，刺激卵巢釋放出促 PRG（黃體激素），從而促進人體黃體酮的生產。

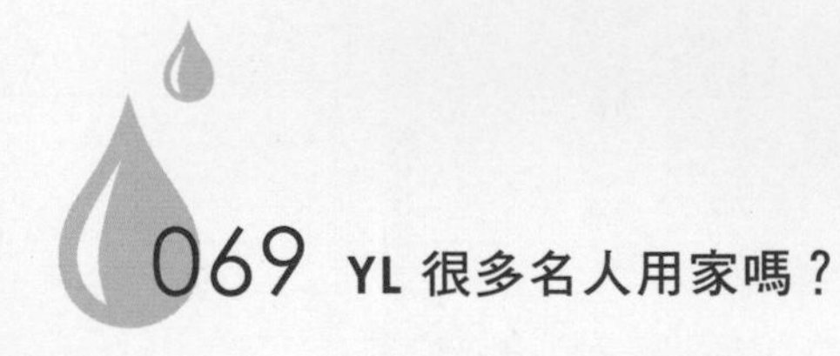

069 YL 很多名人用家嗎？

根本就是公開的秘密

實不相瞞，當日我還未選擇用這品牌時，覺得最奇怪是為什麼身邊一堆名人、又幾個明星、某著名影后、某些 CEO、一群闊太、某些西醫、一幫富二代等全部都讚好？他們無可能是在搞什麼「1、2、3、4、5、6、7 多勞多得」的傳銷發達大計朋友啊！於是更速使我好奇去找我的中學學姐 - 香港 YL 創辦會員暨首位 Royal Crown Diamond 成員 Joanne Kan（而她的背景當然絕不是那些要踢人入會發尋金夢的人啦！）

筆者本來也極度抗拒 MLM 公司，但也破天荒開放地去接受甚至成為了會員。並於 2015 年 4 月自費飛往克羅地亞認識創辦人 Gary Young 和太太 Mary Young 以及到訪過當地種植蠟菊的農場，親身感受過他們是什麼人，在幹什麼事，經細心考慮才願意公開介紹。畢竟，要我公開自己是直銷品牌會員難免有點尷尬，但近年在社交媒體公開自己是次精油品牌用家的名人也愈來愈多，可見其品質與想真心推介給別人的重要性已經超越一個人的身分與面子。

筆者為用家時，香港最具規模的 YL 精油 Facebook 專頁才 2000 人不夠，這兩年間，香港成為全球發展最快的市場，樹大有枯枝，對直銷品牌一竹篙打一船人未免有點不公平。至少我本人和身邊眾多的用家朋友，也是真心愛其品質，也真心為了幫助其他人的呢！

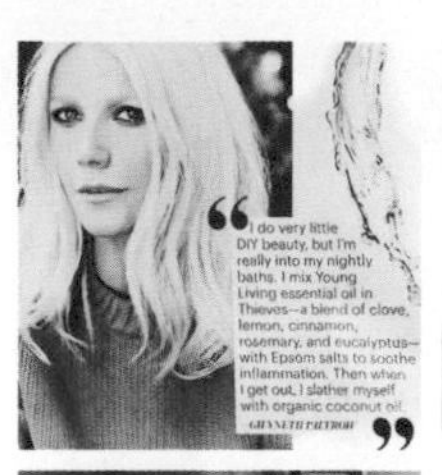

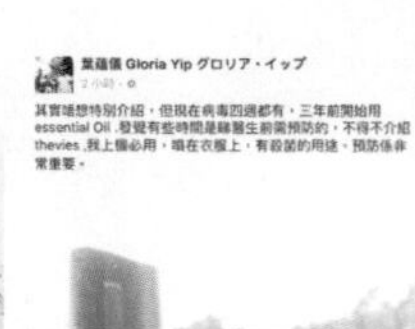

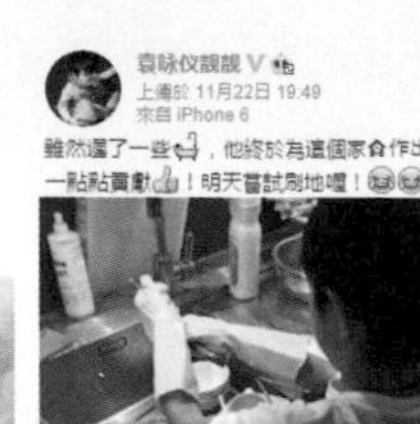

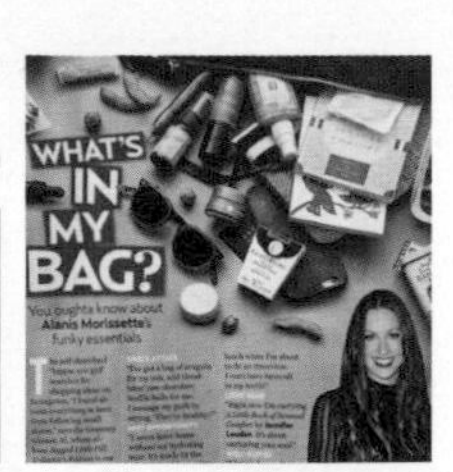

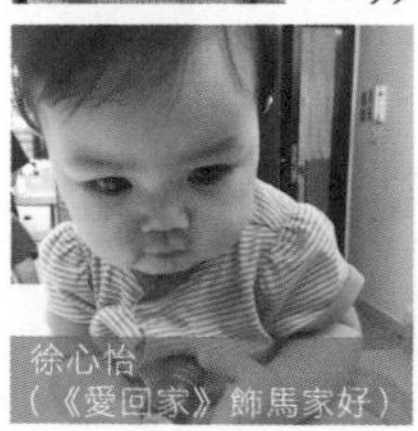
徐心怡
（《愛回家》飾馬家好）

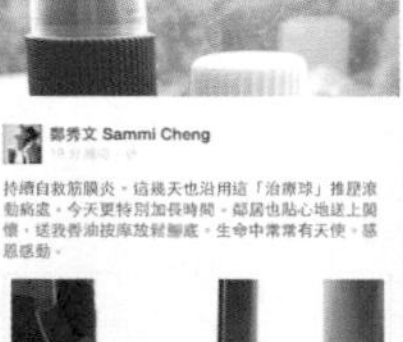

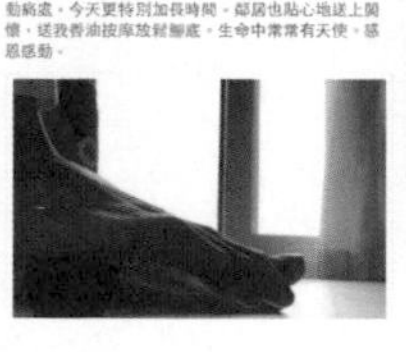

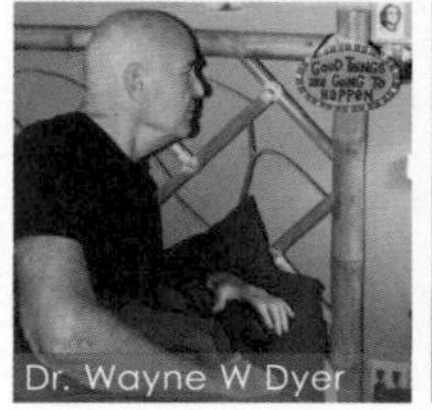
Dr. Wayne W Dyer

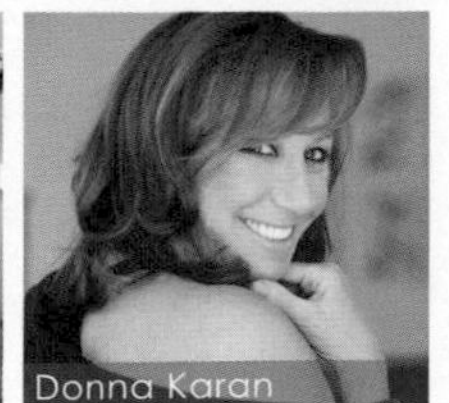
Donna Karan

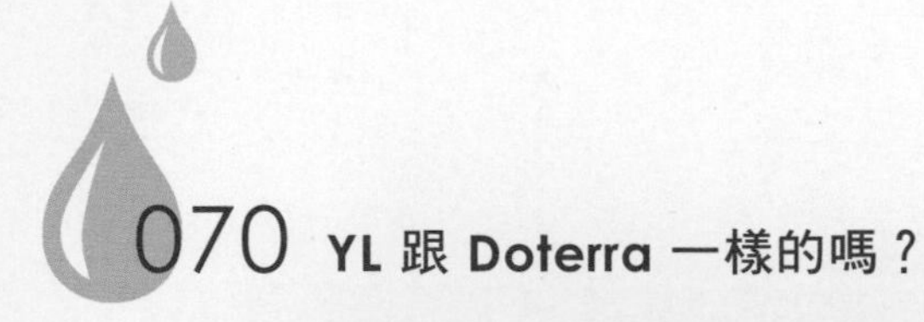

070 YL 跟 Doterra 一樣的嗎？

兩大鬥法，良性競爭

的確，dōTERRA 和 Young Living 是有點類似，用家佔的市場百分比同樣就很大塊，遠遠超出零售品牌。但其實又非常不似。

dōTERRA 於 2008 年，由 David Stirling, Emily Wright, Gregory P. Cook, Dr. David K. Hill, D.C.. Robert J. Young, Mark A. Wolfert, and Corey B. Lindley 成立。在創立 dōTERRA 前，David Stirling 乃受僱於 Young Living 為營運總監，Emily Wright 則是 Mary Young 的私人秘書（筆者按：Yong Living 創辦人太太，現為 Young Living 行政總裁），Dr. Hill 和 Gregory Cook 亦是 Young Living 的前僱員，Dr. Hill 未在 Young Living 裡面負責教育事宜前是 Young Life Clinic 的總裁，而 Mr. Cook 則是國際發展部門的高級總裁。

而以下是兩家公司在品質保證上最大分別：

根據 The Better Business Bureau（美國一所針對商業機構操守的仲裁公司，要成為 BBB 的認可成員，公司都需要在品質與客戶滿意度被進行大量且深入的評核。認可會員必須同意六項操守守則）。
dōTERRA 並不是 BBB 的認可成員，得到的商業評級為 B 級。而 Young Living 從 2015 年 7 月開始是 BBB 認可成員，得到的商業評級為 A+

dōTERRA 沒有自家農場，Young Living 擁有 12 個自家農場。前者的精油是透過第三者的蒸餾廠所蒸餾，而後者在自己或合作農場裡面進行蒸餾，合作農場必須遵從 Young Living 自己農場所有的品質 / 種植 / 蒸餾標準的一致性。至於對精油品質的測試，無論過程、項目數量等都是後者優勝。

筆者按：要閱讀詳盡比較，請於網路搜尋器打關鍵字：
「Winnie Leung 兩大熱療癒級精油鬥法」重溫筆者之前在部落格的相關文章

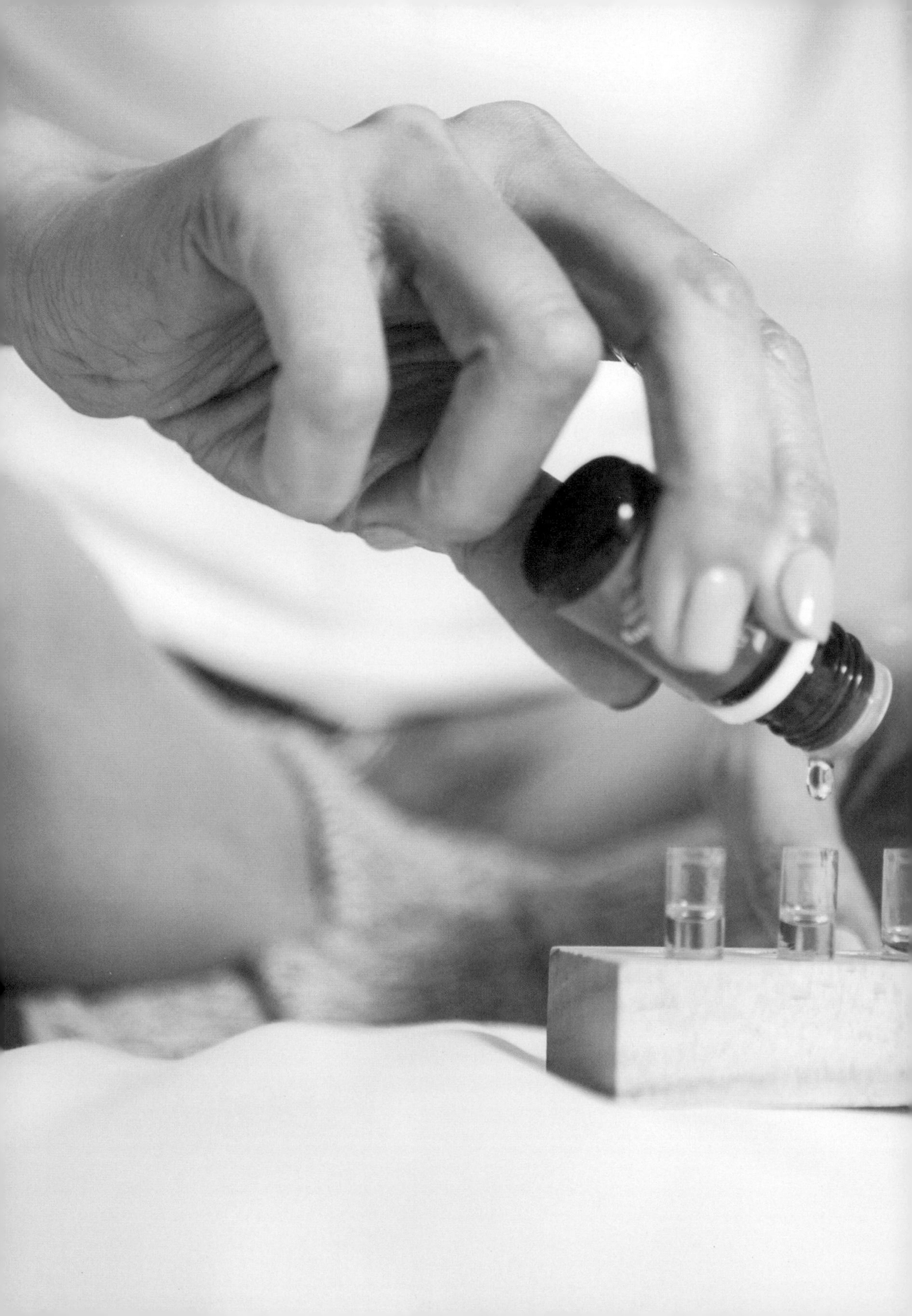

CHAPTER 5

常用精油 DIY Recipes

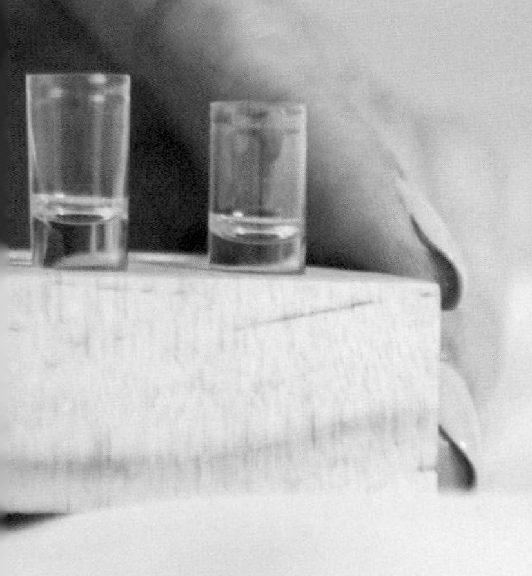

071 如何支援腦部機能？

科學研究：精油支持腦部健康

保持頭腦靈活

British Journal of Nutrition 在 2000 年刊登一項研究指，在老鼠一生（約 28 個月）每天餵飼 Thyme（百里香）精油，分析發現 28 個月大的老鼠腦部 DHA（腦部主要結構成份）水平跟 7 個月大的老鼠一樣。如果用人類去比較，即等同於一個 80 歲老人家的腦部跟 20 歲年輕人相若！

環境污染及生活習慣能導致腦部疲憊退化，支持腦部健康精油建議：
Awake+ Brain Power^, Cedarwood, Clarity^, Frankinense, Frereana Frankincense^, Oola Balance^, Oola Grow^, Peppermint, Rosemary, RutavaLa^, Sacred Frankincesne^, Stress Remedy+, Thyme, Valor^, Vetiver

維持專注力

2012 年 Bangkok's Chulalongkorn University 研究發現，參加研究的人在吸入 Rosemary（迷迭香）精油後感到「清新」、變得「更活躍」、消除悶的感覺、減低昏睡感和提升專注力。結論是 Rosemary 精油能增加中央神經系統活動，減低放鬆的 alpha 1，alpha 2 腦電波，繼而提升 beta 腦電波。

維持專注力精油建議：

Basil, Bergamot, Brain Power^, Clarity^, Common Sense^, Dorado Azul^, Frankincense, Harmony^, Lemon, Oola Balance^, Oola Grow^, Peppermint, Rosemary, RutaVala^, Sacred Frankincense, Valor^, 3 Wise men^

建議配方：

Brain Power^ + Cedarwood + Laveder + Sacred Frankincense + Vetiver（各 20 滴）混入 10-15 滴純有機植物底油，放進滾筒瓶，需要時用。

支持腦部記憶活力

2014 年 Canadian Journal of Physiology and Pharmacology 刊登實驗報告指，老鼠在吸入 Hinoki（Chameicyparis obtusa）（檜木 / 扁柏）精油之後，改善腦部功能、大腦內受體活動、神經細胞增長、海馬體（記憶形成及整理）內腦細胞損耗等。

支持腦部記憶活力：

Awake+, Basil, Brain Power^, Cedarwood, Clarity^, Common Sense^, Crown Chakra Essential Oil Blend+, Harmony^, Myrrh, Helichrysum, En-R-Gee, Eucalyptus Globulus, Frankincense, German Chamomile, Giner, Idaho Tansy, Lavender, Lemon, Lemongrass, M-Grain^, Melissa, Nutmeg, Oola Balance^, Oola Grow, Palo Santo, Patchouli, Rosemary, Rose, Rosewood, RutaVala^, Sacred Frankincense^, Sandalwood, Spearmint, Spikenard, Tangerine, Valor^, Vetiver

建議配方：

3 滴 Geranium + 4 滴 Lavender + 3 滴 Rosemary + 3 滴 Rosewood + 1 滴 Spearmint + 2 滴 Tangerine 混入 10-15 滴純有機植物底油，放進滾筒瓶，隨時時用。

+ green envee 精油名稱
^ YL 精油名字

072 如何提升溫習及工作效率？

頭腦放鬆思考靈活

筆者於 2015 年飛往克羅地亞出席一個會議期間，YL 的創辦人 Gary Young 曾分享他兩個活潑兒子 Jacob 和 Josef 溫習時會使用 Brain Power^，而考試前曾用 Clarity^，他兩個寶貝學業成績當然也名列前茅。

小孩溫習或成年人工作效率遇上的障礙，除了專注力分散外，也有可能因為面對各種壓力而感覺頭腦閉塞，另一個可靠的療癒級精油品牌 green envee 的 Awake+, Refresh+, Balance+ 精油很不錯。

The Jouranl Alternative and Complementary Medicine 於 2013 年有研究報告結果指，吸入 Basil + Helichrysum + Peppermint 精油混製的複方精油可減低腦部精神虛耗和壓力。而 Basil，Vetiver，Cedarwood，Frankincense 也有幫助。

如温習或工作時要用到電腦，2012 年 Biomed Research International 研究報告指，吸入 Vetiver 精油有助提升使用電腦時視覺反應速度。

如需要協助腦部計算算術能力的話，英國一份研究報告顯示只需吸入 Cineol（桉油酚）可有助腦部運算，而 Rosemary，Ecalyptus，Bay 和 Sage 精油都含有這個成份。另外，University of Miami 在 1999 年一項研究發現，參加者在吸入 Lavender 精油後進行數學測驗計算得更快更精準。

+ green envee 精油名稱
^ YL 精油名稱

073 如何保養眼睛健康？

精油不是眼藥水！

縱使筆者都愛 neat 直接用療癒級精油塗在患處，然而用在眼睛的話還是安全至上稀釋後才用。雖然曾經試過把 Sacred Frankincense 不少心滴入眼睛裡面，流眼水足足流了幾分鐘之後沒事，但強烈建議使用精油來保護眼睛健康的話，只好塗在眉骨、眼皮上 1 寸和眼袋外圍以及顴骨位置。

美國 American Holistic Medical Association 之創辦人及董事會員、《FreedomThrough Health》作者 Terry S. Friedmann 醫生於 1997 年把 Sandalwood 和 Juniper 精油塗在眼睛周圍、眉骨和顴骨，再配合天然補充食品來減低戴眼鏡的需要。

保持眼睛濕潤

建議精油：

Cypress, Frankincense, Idaho Blue Spruce^, Inner Child^ Lavender, Sacred Frankincense^, Sacred Mountain^, Third Eye Chakra Essential Oil Blend+ 塗在眼睛周圍或鼻樑上

除了用療癒級精油外，要多喝水、吃魚油丸補充、每天 2-3 茶匙亞麻籽也有幫助。

支援各種原因引起之炎症修復時間

建議精油；

Immunity Boost+, Lavender, Myrrh, Vetiver

年紀較大人士眼睛保養

建議精油配方：

Cypress 5 滴 + Eucalyptus Radiata^ 3 滴 + Frankincense（或 Sacred Frankincense^）2 滴 + 10 滴 Lemongrass 混入 10 滴純有機植物底油，放進滾筒瓶，隨時使用。

打造炯炯有神的雙眸

建議精油：

Cypress, Frankincense, Juniper, Lavender, Lemongrass, Roman Chamomile, Sandalwood

改善看似哭了一個晚上的狀況

建議精油配方：

2 滴橙花（加強版才用）+ 6 滴 Lavender + 6 滴 Lemon + 12 滴 Rosemary + 6 滴有機玫瑰果油，直接跟天然眼霜或乳霜一併使用，或者加入 6 滴純有機植物底油，放進滾筒瓶，晚上使用。

支持眼睛血液循環順暢

建議精油：

Cypress, Fennel, Geranium, Immunity Boost+, Lavender, Rose, Rosemary

赤眼金睛肝火旺！

要知道，從我們眼睛裡可以看到肝臟要傳達給我們信號！有時候，眼睛出現狀況，是因為肝火太旺盛，因此可以把精油直接塗在肝臟位置上去火，首選 Peppermint，其次可以選擇 German Chmomile, Lavender, Lemon, Patchouli, Stress Remedy+

+ green envee 精油名稱

^ YL 精油名稱

Most people have no idea how good their body is designed to feel.

大部分人也不知道他們的身體是多好一個用來感受的設計。

074 如何保持呼吸暢順？

留意是否環境污染所致

凡遇上呼吸不暢順或鼻子感到阻塞，一般人便會自我診斷為「鼻子過敏」或者「花粉症」。然而筆者發現，更多時候是因為環境污染所引致，例如：如果在特定時間和地點才發生（晚上睡覺時），那麼很有機會是房間污垢 / 灰塵 / 黴菌 / 塵蟎等導致的。

潔淨家居環境空氣

建議精油：

連續 24 小時擴香 Thieves^ 或 Purification^

保持呼吸通暢 （一般）

建議配方：

Lavender + Lemon + Peppermint（1:1:1）一層一層塗在鼻翼上或者腳底反射區，需要時用。

保持呼吸通暢 （季節性）

季節變化引致中醫所說的外邪 *（共分六種：風邪、暑邪、濕邪、火邪、乾邪和寒邪）會影響身體失調，而且呼吸不順暢的時間相對較長和具持續性。

建議精油：

Immunity Boost+

建議配方：

2 滴 Frankincense + 4 滴 Lemon + 2 滴 Melaleuca Alternifolia（Tea Tree）+ 3 滴 Oregano + 4 滴 Thieves^ 擴香 或

再加入 4 滴可服食純有機植物油放進植物膠囊內服用每 4 小時服用一次 或

加入 5 滴純有機植物油放進滾筒瓶，隨時按摩腳底使用

保持鼻子濕潤

建議精油：

Breathe Again^，Lavender，Lemon，Myrrh，Peppermint，Raven^，R.C^，Refresh+

建議配方：

2 滴 Lavender + 1 滴 Myrrh 塗在鼻翼上或者腳底反射區，需要時用。

氣血上逆 / 肺臟燥熱 / 鼻腔內壓增大 / 受到外來撞擊

建議精油：

Cistus，Cypress，Dorado Azul^，Geranium，GLF^（塗在肝），Helichrysum，JuvaCleanse^（塗在肝）

建議配方：

3 滴 Helichrysum 或 Geranium + 2 滴 Cistus + 2 滴 Cypress 混在一起或一層一層塗在鼻樑 / 鼻翼 / 頸後 / 手臂上經絡，如長期出現氣血上逆 / 肺臟燥熱等，可以每晚睡前塗在腳底反射區按摩

如屬於突發性，把 1 滴 Geranium 滴在紙巾上然後包著一塊像指甲大小的冰塊，含在口腔內鼻下位置，盡量把冰塊往上顎位置推，緊閉雙唇給予壓力去穩固冰塊便可； 或

把 Cypress 滴在手臂內側來回按摩數次也非常見效。

如果鼻腔長期出現氣血上逆或鼻腔內壓增大也有機會是體內積聚太多重金屬所致，排走重金屬才是有效的方法。

清洗鼻腔 / 鼻竇

精油權威學者 Dr. Daniel Pénoël 推介一個用精油加鹽的鼻腔清洗配方：

2 滴 Cypress + 10 滴 Rosemary + 6 滴 Thyme + 8 湯匙特幼鹽。先把所有精油混在一起再加入幼鹽然後倒入一個密封器皿內，每次清洗時用 1 茶匙清洗液混入1杯半蒸餾水，用清洗鼻腔的工具便可以。

6 種外邪如何分辨？

類型	季節	身體狀況
風熱型	春夏兩季及熱帶氣候區	高熱、難出汗、輕微惡風、喉嚨發熱、乾、有腫脹感，黃色分泌等
風寒型	冬季或者涼爽、寒冷的環境	嚴重惡寒、體溫略升、無汗、胸悶、喉癢、氣管感覺收縮，無色分泌等
濕邪型	四季	持續感到身體發熱，但是體溫並無明顯升高；持續口渴，輕微出汗，疲倦、渴睡、偶爾胸悶等

+ green envee 精油名稱
^ YL 精油名稱

075 咽喉失調怎麼辦？

體內積熱要降溫

咽喉位置失調，由外邪（參閱 pg.185）或內部功能失調引起。主要與體內積熱有關。由外邪而起的失調通常屬急性，狀況還包括發熱、惡寒、頭痛等；而由內部功能失調引起的失調通常屬慢性。

支援聲帶修復時間

建議精油：

Balance+, Breathe Again^, Cedarwood, Eucalyptus Blue^, Eucalyptus Blue^, Eucalyptus Radiata^, Exodus II^, Thieves^, Frankincense, Frereana Frankincense^, Lemon, Melrose^, Myrrh, Oregano, Palo Santo, Peppermint, Purification^, Raven^, Ravintsara^, R.C.^, Sacred Frankincense^ , Throat Chakara Essential Oil Blend+, Thyme

如因劇烈的大叫而影響了聲帶，可每 30 分鐘用 Melrose^ 嗽口（昂起頭，確保精油觸碰到喉嚨位置）或以一口清水服用一滴精油，再塗 Jasmine 在喉嚨位置。筆者曾經以這配方成功幫助因大叫了幾天而消耗了聲帶長達 14 天的朋友，於兩天內進行修復。

支援喉嚨熱氣

建議精油：

Cypress, Eucalyptus Radiata^, Lemon, Peppermint, Melaleuca Alternifolia（Tea Tree）, Melrose, Myrrh, Oregano, Raven^, Ravintsara^, Sacred Frankincense^, Thieves^, Wintergreen, Thyme,

建議配方：

2 滴 Cypress + 1 滴 Eucalyptus Radiata + 1 滴 Myrrh + 1 滴 Peppermint + 2 滴 Thyme + 1 茶匙野蜂蜜 或
2 滴 Eucalyptus Globulus + 5 滴 Lemon + 1 滴 Peppermint + 3 滴 Wintergreen
把以上配方一層一層按摩腳底反射區 或
加入 4 滴可服食純有機植物油放進植物膠囊內 / 野蜂蜜每天服用最少兩

支援感覺像火燒的喉嚨

建議精油：

Cinnamon, Clove, Dorado Azul^, Eucalyptus Blue^, Eucalpytus Globulus^, Exodus II^, Frankincense, ImmuPower^, Melrose^, Mountain Savory^, Myrrh, Ocotea^, Oregano, Raven^, R.C.^, Relax+, Sacred Frankincesne^, Thieves^, Thyme

建議配方：

1 滴 Cinnamon + 6 滴 Lavender + 2 滴 Oregano + 1 滴 Thyme
把以上配方一層一層按摩腳底反射區 或
加入 4 滴可服食純有機植物油放進植物膠囊內 / 野蜂蜜每天服用 2-4 次 或
2 滴 Cinnamom + 2 滴 Clove + 2 滴 Ginger + 2 滴 Orange
把以上配方一層一層按摩腳底反射區 或
加入微温的有機蘋果或蜂蜜陳醋內喝

+ green envee 精油名稱
^ YL 精油名稱

按摩祕技

每週拍打肘窩位置 5-10 分鐘，拍走心肺毒素，尤其對心煩氣躁、失眠多夢、氣管道異物、呼吸道不暢、咽喉感覺熱氣等有幫助。

"The highest form of ignorance is when you reject something you don't know anything about."

「最高層次的無知是當你拒絕一些你根本不知道是甚麼的東西。」

國際知名激勵大師 Dr. Wayne Dyer

076 扁桃腺不健康怎麼辦？

補氣陰，調整作息和飲食、多喝水

陰虛、燥熱和胃熱體質會導致扁桃腺經常腫大。如生病以後沒有好好休息，而且不改變作息和飲食習慣，反覆發作後，陰虛火旺更厲害，所以需要清咽解毒。

急性狀況一般因為風熱侵襲，導致喉核紅腫，發熱、惡寒、頭痛、呼吸不暢順；舌紅苔薄黃。如果肺胃蘊熱：咽喉像火燒，連及耳根、頜下，吞咽困難，喉核紅腫較甚，高熱煩渴，便秘溲赤及舌紅苔黃。

法國 Univery of Angers 研究指出，若干精油能有效消滅導致扁桃線出現狀況的細菌。研究一共用了 18 種法國出產的精油，其中 5 種精油：Cinnamon oil, Thyme oil, Lemongrass oil, Marjoram oil 和 Winter Savory oil 證實對抗菌特別有效，抑制範圍由 48-35mm（抑制範圍愈大愈有效）。

而相比 2009 年 Journal of Bacteriology 對市面最有效的 13 種西藥抗生素（當中更在過去幾年出現抗藥性）量度的抑制範圍，只不過由 39-2 mm，精油可謂有效得多了！

支持扁桃腺健康

建議精油：

Cassia, Cinnamon, Clove, Dorado Azul^, Exodus II^, Goldenrod^, Immunity Boost+, ImmuPower^, Lemongrass, Majoram, Melaleuca Alternifolia（Tea Tree）, Melrose^, Mountain Savory^, Myrrh, Ocotea, Oregano, Ravintsara^, Thieves^, Throat Charkra Essential Oil Blend+, Thyme

建議配方：

3 滴 Frankincense + 6 滴 Oregano + 10 滴 Thieves^ 或
10 滴 Lemon + 8 滴 Moutain Savory^ + 3 滴 Oregano
把以上配方一層一層按摩腳底反射區 或
加入 4 滴可服食純有機植物油放進植物膠囊內 / 野蜂蜜每天服用 2-4 次

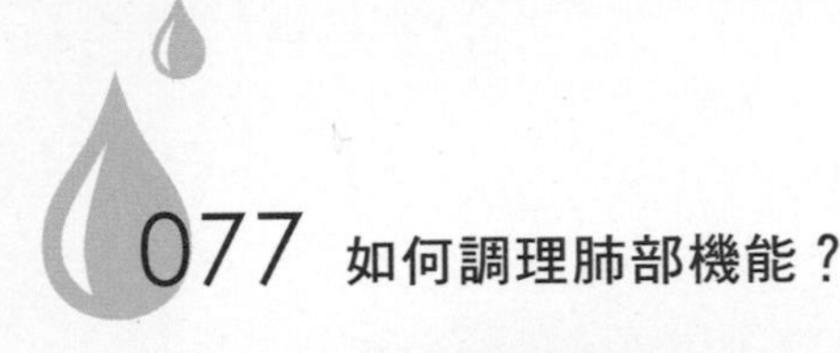

077 如何調理肺部機能？

呼吸道要潔淨

中醫認為肺除了有呼吸功能外，更與水液代謝、血液循環、植物神經系統及免疫系統息息相關。肺對抵御外邪（參閱 pg.187）也有重要作用，若肺功能失調，則呼吸功能減弱，影響氣的生成引致氣虛。身體抵抗力因此減弱，肺對抵御風邪失調，引致疾病如感冒、傷風、咳嗽、喘促、胸悶、自汗〔即身體於平靜時仍然容易出汗〕及痰濕停聚等症狀。

中醫認為鼻為肺之竅〔肺的門戶〕，亦為身體內氣出入的通道。若肺失調，則鼻會受影響，例如，肺氣不利，則見鼻塞流涕、嗅覺不靈、打噴嚏等。此外，喉與聲帶亦與肺相連繫。有時候，肺虛會引起聲音嘶啞、失音等。

清理呼吸道（小孩）

如果有濃又厚異物，每次刺激氣管長達 1 分鐘，建議精油：

Balance+, Breathe Again^, Eucalyptus Blue^, Eucalyptus Radiata^, Basil, Balsm Fir, Copaiba, Dorado Azul^, Frankincense, Helichrysum, Immunity Boost+, Lavender, Melaleuca Alternifolia（Tea Tree）, Melrose^, Myrtle^, Myrrh, Nutmeg, Palo Santo, Peppermint, Raven^, R.C.^, Refresh+, Rosemary, Thieves^,

清理呼吸道（成人）

如果感覺腫脹，有濃又厚異物，建議精油：

Balance+, Eucalyptus Blue^, Basil, Copaiba, Dorado Azul^, Idaho Balsm Fir^, Immunity Boost+, Lavender, Rosemary, Thieves^, Melaleuca Alternifolia（Tea Tree）, Melrose^, Myrtle^, Nutmeg, Oregano, Palo Santo, Peppermint, Pine, Raven^, R.C.^, Refresh+, Thyme, Wintergreen

建議配方：

5 滴 Clove + 4 滴 Myrrh + 2 滴 Palo Santo + 6 滴 Ravintsara^ 或 10 滴 Dorado Azul^ + 6 滴 Eucalyptus Blue^ + 3 滴 Eucalyptus Globulus^ + 5 滴 Lavender

把以上配方一層一層按摩腳底反射區或前臂肺經 或

加入 4 滴可服食純有機植物油放進植物膠囊內 / 野蜂蜜每天服用2-4次

鎮靜易受刺激的支氣管

支氣管容易受到刺激的人很多時會因為各種環境因素（如：花粉、動物毛髮、塵蟎、食物、化學物質、壓力、心理因素、運動、氣候等）而出現反應。

建議精油：

Balance+, Breathe Again^, Eucalyptus Blue^, Eucalyptus Radiata^, Dorado Azul^, Frankinense, Hyssop, Inspiration^, Lavender, Lemon, Palo Santo, Peppermint, Ravintsara^, Raven^, R.C.^, Sacred Frankincense^, Sacred Mountain^, Stabalize+, Thieves^, Valor^

+ green envee 精油名稱
^ YL 精油名稱

078 如何強心健體？

調節血的流動以及生活習慣

心臟病在香港及台灣都是第二號殺手，而且都屬於「沈默的殺手」。

心臟病種類眾多，以冠心病最為常見。冠心病的成因是脂質在心臟的冠狀動脈內壁積聚，令動脈管腔收窄，以致心肌的血液供應減少，影響心臟功能。從天然療法醫師的角度看，心臟問題往往是因為炎症所引起，膏膽固醇包圍著血管裡面周圍而導致，因此只要減低體內炎症發生的機會情況便會有所改善。另外有家族病史、高血脂、糖尿病人士、過胖、常食高脂食品、缺乏運動、壓力過大等人士，均是高危一族，而吸煙人士心臟病發率亦會比一般人高 3 倍。

從中醫角度看，「心主血脈」，負責調節血的流動。心氣是指心臟搏動的動力，若心氣充足，有正常的心率及心律搏動，血液亦可於脈內運行全身身體得到充足的血液滋潤，面色便會顯得紅潤有光澤，脈象和緩，均勻有力。

支持血管通暢

建議精油：

Aroma Life^, Clove, Cypress, Goldenrod, Heart Chakra Essential Oil Blend+, Helichrysum, Longevity^, Majoram, Zen+

平衡血液循環系統運作

建議精油：

Aroma Life^, Cistus, Clove, Cypress, EndoFlex^, En-R-Gee^, Helichrysum, Idaho Balsam Fir^, Idaho Blue Spruce, Longevity^, Valor^, Zen+

支持心血管彈力健康

建議精油：

Aroma Life^, Clove, Cumin, Dorado Azul^, Helichrysum, Zen+, German Chamomile, Geranium, Lavender, Longevity^,

筆者尤其喜歡用是 Cypress 精油。2015 年，有醫學研究測試兩種亞洲品種的柏樹 - Meniki（Chamecyparis formosensis）和 Hinoki（Chamecyparis obtusa），研究對象在吸入 Cypress 精油 5 分鐘後，全部的心臟機能均有提升，同時也感到心情被提升。

然而，要做到強心健體，注意飲食和改變生活習慣是關鍵。

・玉米油、大豆油、芥花油 ・巴氏法滅菌製成或傳統的奶類製品 ・精製碳水化合物 ・肉類 ・糖 ・反式脂肪 ・抽煙（抽菸） ・壓力	・椰子油、特級冷壓橄欖油 ・走地雞蛋 ・高纖、高抗氧化食品、香草 ・蔬菜、水果（莓類，橘子類） ・綠茶、白茶、適量紅酒 ・健康脂肪（果仁、野生魚類） ・CoQ10 、魚油丸、NXR 補充品 ・放鬆心情，加強心肺功能運動

079 如何清肝？

照顧你的排毒工場

中醫認為肝主疏通及宣泄，有著疏泄全身氣、血、津液的作用，以確保其運行暢達（包括氣、情緒和脾胃健康）。另外，肝也負責貯藏血液及調節血量的作用、肝血滋養於筋，還有名目。

在此書第 64 問「“Juva” 系列怎樣分辨？」（參閱 pg.158）已介紹支持肝臟健康的精油，也在第 73 問「如何保養眼睛健康？」（參閱 pg.180）講解了赤眼金睛肝火旺應該如何處理。肝臟是人體的排毒工場，大家必須好好清肝：

清肝

建議精油：

Balance+, Carrot Seed, Celery Seed, Geranium, German Chamomile, GLF^, Helichrysum, JuvaCleanse, JuvaFlex, Ledum, Lemon, Release, Rosemary

建議配方：

3 滴 Celery Seed + 2 滴 German Chamomile + 10 滴 Orange + 5 滴 Rosemary

把以上配方一層一層按摩腳底反射區或在肝上 或
加入 4 滴可服食純有機植物油放進植物膠囊內 / 野蜂蜜每天服用 2-4 次

平衡肝臟失調而膚色眼白變黃狀況

建議精油：

Celery SeedGerman Chamomile, GLF^, JuvaCleanse, JuvaFlex, Ledum, Myrrh, Peppermint, Ruvintsara^

* 切忌飲柚子汁和服用任何增加肝臟壓力的藥物

建議可服用一隻叫 Sulfurzyme^ 的天然補充品，因為它能支持身體製造 Glutathione（穀胱甘肽），是清肝的關鍵成分之一。

+ green envee 精油名稱
^ YL 精油名稱

080 如何支援脾胃功能？

放鬆心情，Take It Easy！

根據中醫理論，脾是主要的消化器官，負責將食物轉化為用以化生氣血的精微營養。若脾胃健康，則氣血生化之源便會十分充足；若失調的話，其消化能力便會受到影響，並會出現腹脹、腹痛，泄瀉及四肢無力、疲倦等。

支持飯後消化機能

建議精油：

Copaiba, Cumin, DiGize^, Fennel, Ginger, Grapefruit, Nutmeg, JuvaCleanse^, Peppermint, Relax+, Spearmint, Wintergreen

支援易受刺激的腸胃

建議精油：

Anise, DiGize^, Fennel, Solar Plexus Chakra Essential Oil Blend+

平衡脾胃過分操勞

建議精油：

Balance+, Blue Tansy, Cedarwood, Frankincense, Harmony^, Humility^, Lavender, Majoram, Peace & Calming^, Peppermint, Roman Chamomile, RutaVaLa^, Sacred Frankincense^, Rose, Sandalwood, Tranquil^, Trauma Life^, Valerian, Valor^, Zen+

支援心火盛

建議精油：

Balance+, Relax+, Zen+

建議配方：

2 滴 Basil + 1 滴 Idaho Tansy^ + 8 滴 Sage + 3 滴 Sandalwood

把以上配方一層一層按摩腳底反射區或在脾胃上 或
加入 4 滴純有機植物油放進滾筒瓶，隨時使用

+ green envee 精油名稱
^ YL 精油名稱

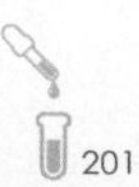

081 為什麼常說用精油要先清腸？

排清毒素吸收好

之前在第 79 問「如何清肝？」（參閱 pg.198）提過，肝臟是人體排毒工場，排走了的毒素與垃圾就是落了腸道，去到結腸然後變成便便排泄出體外。如果我們的腸道已滿載未清理的垃圾，那麼肝臟再排出來的毒素就本能夠有效被排走，並會透過血液流會體內，又或者通過人體最大的器官 - 皮膚排泄出來。因此如果清肝和清腸工作沒做好，用精油除了很浪費意外更容易令皮膚「爆發」了！

清理腸道

建議精油：

Anise Seed, DiGize^, Fennel, Ginger, Peppermint, Tarragon

驅走一肚子悶氣

建議精油：

Anise, Balance+, Clove, Cumin, DiGize^, Fennel, Ginger, Hyssop, Longevity^, Nutmeg, Oregano, Peppermint, Relax+, Release^, Thieves^, Thyme, Zen+

以筆者經驗，要清理腸道並不能單靠精油，而是需要配合大量有效的營養補充劑如：益生菌、酵素、葉綠素、生的蔬菜汁等才能有效。

+ green envee 精油名稱
^ YL 精油名稱

082 如何補腎？

腎是先天之本，生命之根

從中醫角度，腎的功能很闊。由人體的生殖能力、生長發育與活力、全身水液的代謝工作、呼吸系統、骨骼、牙齒、頭髮、耳朵功也有關係。

腎失調叫腎虛，分陰虛和陽虛，前者主要症狀有：腰膝部位酸痛，頭暈或耳鳴，聽力下降，口乾咽燥，煩熱，手足掌心發熱，晚上出汗，大便乾結，男子遺精，脈搏細弱無力或脈搏細弱快速，舌體紅，舌苔少；而腎陽虛者則腰膝部位酸痛或疼痛寒冷，畏寒，四肢冰冷（尤其是腳底常感覺冰冷），精神萎靡，小便不順暢或失禁遺尿，男子性功能下降更可有陽萎，女子不孕，有時還出現水腫、容易受驚等。脈搏細弱或要重按才能觸到細弱的脈搏。舌體胖大，有白色舌苔。

腎是人體最重要的部分，如失調的話，五臟六腑皆受到影響，要好好保養。

補腎

建議精油：

DiGize^, Geranium, GLF^,Grapefruit, JuvaFlex, Lemon, Juniper, Sacral Chakra Essential Oil Blend+（熱敷效果或比較理想）

建議配方：

2 滴 Fennel + 6 滴 German Chamomile + 6 滴 Juniper

把以上配方一層一層按摩腳底反射區或熱敷在腎上 或
加入 4 滴純有機植物油放進滾筒瓶，隨時使用 或
加入 5 滴可服食純有機植物油放進植物膠囊內 / 野蜂蜜每天服用 2-4 次

另外，補腎的方法是多吃杞子，多飲水，和把 8oz 水混入 10% 走甜的小紅莓汁再把半個新鮮檸檬榨汁一起喝

清理異物

建議精油：

Citrus Fresh, Geranium, Frankincense, Helichrysum, Juniper, Lemon, Purification^, Sacred Frankincense（熱敷效果或比較理想）

把以上任何一款的 6-10 滴精油按摩腳底反射區或熱敷在腎上 或
加入 1:1 比例滴純有機植物油放進滾筒瓶，隨時使用 或
加入 5 滴可服食純有機植物油放進植物膠囊內 / 野蜂蜜每天服用 2-4 次

+ green envee 精油名稱
^ YL 產品名稱

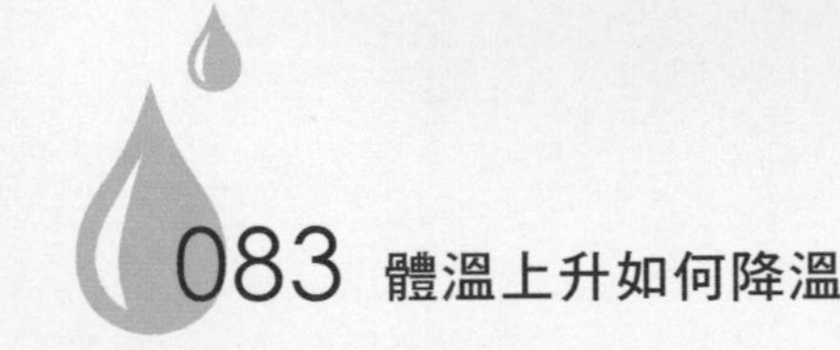

083 體溫上升如何降溫？

別太心急降溫

體溫上升是一個訊號，受到外界一些因素使視丘的體溫調節中心將人體原本的體溫設定點調高。一般情況下，只要多喝水、多休息，保持良好免疫力即可。食慾、活動量、精神狀態是觀察指標，如果出現食慾減退、呼吸受阻等失能的現象時，就是警訊！

身體體溫上升通常有 3 部曲：打寒顫、體溫上升、降溫。

1. 寒顫期 - 手腳冰冷

人體血管開始收縮、藉發抖來產熱，此期間的長短不一定，會到體溫達新的設定點才結束，通常發冷期愈明顯時，體溫提升的程度也愈明顯。

照護應以保暖為主，若有口渴現象應補充加入檸檬精油的溫水（建議 pH9.5-pH10 鹼性水），吃維他命 C 補充劑（建議份量吃到感到有輕微肚瀉）和喝 Ningxia Red 或 Nitro Red，此階段不可進行物理性降溫，如溫水拭浴、躺冰枕等都應禁止。

2. 升溫期 - 全身溫熱、倦怠

此階段已滿足體溫中樞所需要的溫度，但體溫較熱的時間長短卻不一定，但一般在 48 小時內緩解（有些情況會持續 3-7 天），體溫有機會反覆高高低低 - 尤其在早上會較低，傍晚回升繼而晚上時間體溫最高等現象都是正常身體免疫機能運作所產生，需待身體產生抵抗力，才開始降溫。

此時應注意水分的補充（檸檬精油 / pH9.5 - pH10 鹼性水）、持續吃維他命 C 補充劑、營養的攝取、喝 Ningxia Red 或 Nitro Red。可使用物理方法（如泡溫水澡）降溫。

3. 降溫期 - 流汗、體溫稍降

體表會藉排汗來散熱，所以應補充水分（檸檬精油 / pH9.5-pH10 鹼性水）、吃維他命 C 補充劑、注意適當保暖，並且把汗水擦乾，換穿寬鬆、易吸汗的衣物較佳。

降溫

建議精油：

Balance+, Clarity^, Copaiba, Dorado Azul^, Eucalptus Blue^, German Chamomile, Idaho Balsam Fir^, Immunity Boost+, ImmuPower^, M-Grain^, Melrose^, Myrrh, Nutmeg, Peppermint, Raven^, RutaVaLa^

建議程序：

1） Release^ / Peppermint - 刮痧（40 分鐘）
2） Black Pepper - 腳底（先處理寒顫反應，每 30 分鐘維持了兩次）
3） Thieves^，Lemon^，Copahiba 順序塗腳底（每 30 分鐘一次維持約 5 次）
4） Idaoho Blue Spruce（一路在擴香）
5） Sacred Frankincense^（於升溫期塗耳背，每 30 分鐘一次）
6） Valor^（於升溫期塗腋下，與 Sacred Frankincense^ 交替）
7） Peppermint - 刮痧（穩定下來才開始）+ 塗背（每 30 分鐘一次，維持約 3 次）
8） 重複步驟 3-5（Sacred Frankincense^ 可轉用 Purification^）
9） 約 5 小時後降溫，停止用油一會
10） 幾小時後如未正式降溫，再重複步驟 8

注意注意：

1） 雖然大腦細胞的成分是蛋白質，溫度達 42°C 以上就會逐漸破壞，不過人體有保護機制，會釋出散熱劑，使體溫維持在 41°C ~ 42°C，所以會作出自我調節，體溫不會一直往上升高；
2） 再未正式恢復免疫力時，體溫高高低低起伏是正常的；
3） 視乎情況，或要跟其他配方一併服用。如果持續高溫 / 異常高溫，請送醫救治；
4） 免疫力差的族群則應特別謹慎，如糖尿病、肝硬化、肺病、洗腎患者，體溫上升時最好在第一時間找專業醫護人士診治。

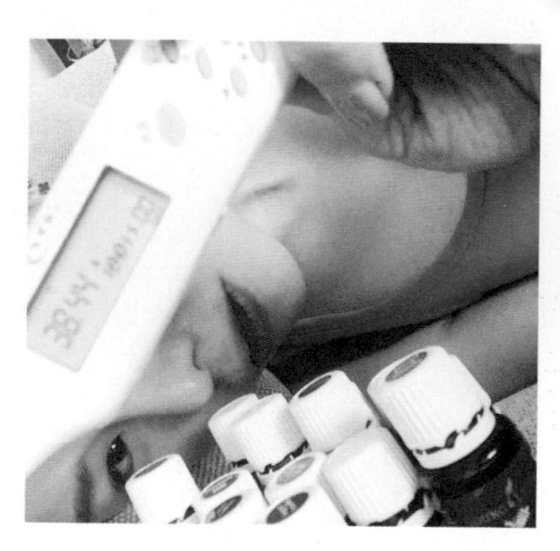

7 年沒病過的我於去年 8 月 8 號體溫上升了一個晚上直到早上下降到攝氏 38.44。我整晚就是靠前面一堆精油降溫的了。

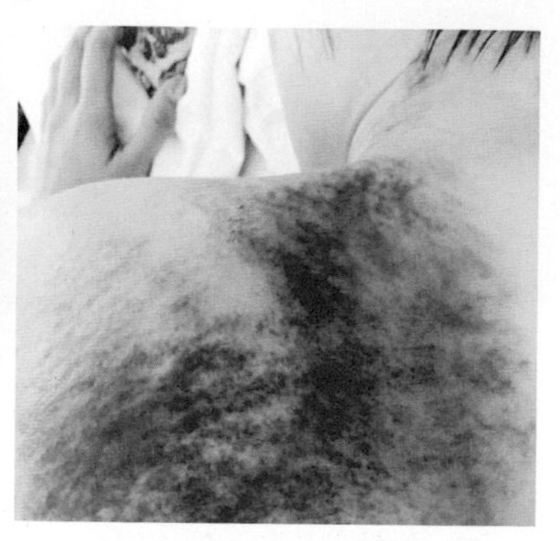

用療癒級精油刮痧是其中一個我最愛的支援方法。你看我的「骨火」有多旺盛！

+ green envee 精油名稱
^ YL 精油名稱

084 什麼精油可祛濕？

別太心急降溫

所謂：「千寒易除，一濕難去。濕性黏濁，如油入麵。」中醫認為，外濕分為以下數種：濕夾寒叫寒濕，夾熱叫濕熱，夾風叫風濕，夾暑就是暑濕；而內濕是因為脾腎陽虛，運化水液功能障礙引起體內水濕停滯導致四肢無力、身體酸軟、水腫、油光滿面、毛孔粗大、舌苔很厚、大便黏膩，有小肚腩等等。

所以祛濕該與補脾臟無異（參閱 pg.200），然而筆者有點小秘笈：
建議精油：
+Balance, Copaiba, Cypress, Endoflex^, Ginger, ImmuPower^, Refresh+, Zen+

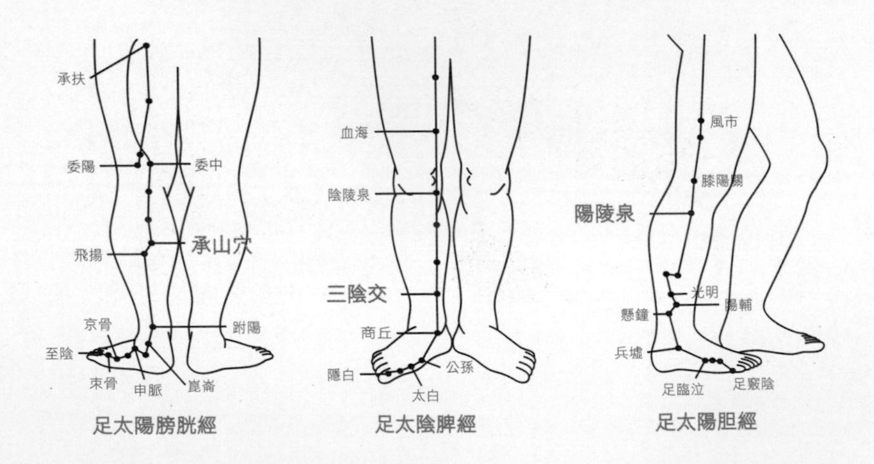

拍打 / 按摩祛濕穴位（要做個簡易腳的穴位圖見到呢幾個穴位）

1） 在膝窩位置中心點上是委中穴，走的是膀胱經，也是人體最大的排毒祛濕通道。每週拍打這個穴位 5-10 分鐘至瘀斑痧點出便行；

2） 位於足太陽膀胱經山的承山穴是最有效祛濕的穴位，刺激它能陣風膀胱經的陽氣以排出人體濕氣。按動這個穴位時，很多人都會有酸脹感的；

3） 足三里是治脾健胃的第一穴，刺激最好的方法使用艾灸，又或者用以上精油按摩。如果濕氣太重的人有機會呼吸道或肺部積聚異物，可配合呼吸道（參閱 pg.184）和肺部（參閱 pg.194）保養用的精油或方法。每晚睡前按摩最少 10 分鐘；

4） 豐隆穴配合足三里按摩可以祛濕和化解肺部或呼吸道異物，每天按壓 3 分鐘；

5） 脾經的合穴叫陰陵泉（膝蓋下方，隨著小腿內側往上到向內轉往到凹陷處），每晚睡前按摩 10 分鐘可以健脾祛濕；如果體內積聚太多濕氣，按這裡會疼的。

+ green envee 精油名稱
^ YL 精油名稱

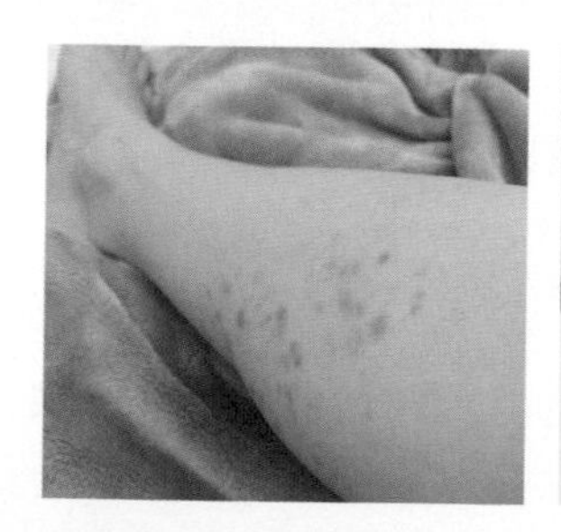
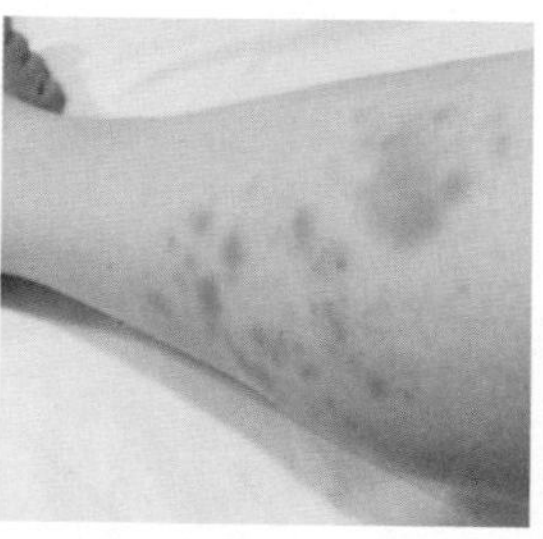
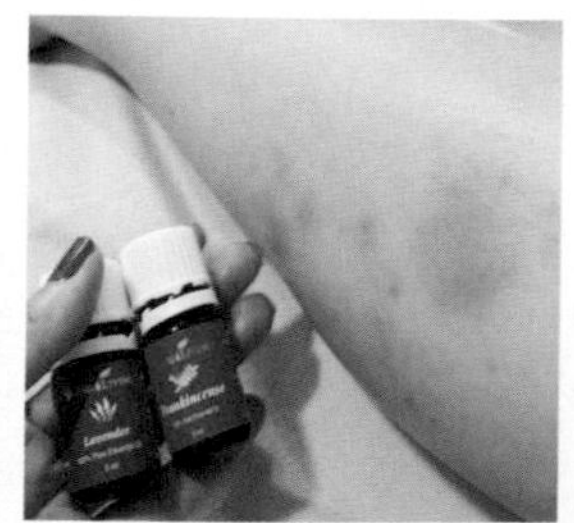

進行拍打功祛濕後小腿位置出現前「梅花點」的千年疲勞瘀青。利用薰衣草和乳香精油可支援把這個修復和代謝過程加快。

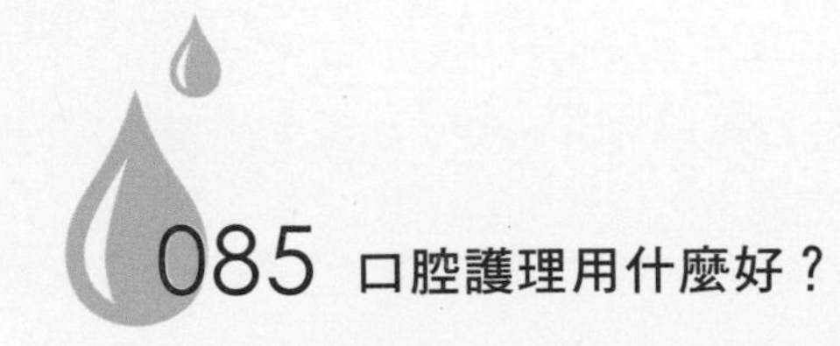

085 口腔護理用什麼好？

5 種精油成份是認可非處方藥物

精油對於保持口腔健康非常有效，Clove（丁香）精油在主流牙醫業界其實非常流行。另外，Menthol（在 Peppermint 精油內找到）、Methyl Salycilate（在 Wintergreen 精油內找到）、Thymol（在 Thyme 精油裡面找到）以及 Eucalyptol（在 Eucalyptus 和 Rosemary 精油內找到）等成份都是被認可支援牙齒 / 口腔健康的。

牙肉熱氣

建議配方：

2 滴 Helichrysum + 2 滴 Myrrh +1 滴 Sacred Frankincense / Frankincense + 1 滴 Thieves

支援牙齦健康

建議配方：

Clove, Eucalyptus Globulus^, Exodus II^, Melaleuca Alternifolia（Tea Tree）, Mountain Savory^, Oregano, PanAway^, Thieves, Peppermint, Slique Essence^, Thyme, Wintergreen

保持口腔整體健康

建議配方：

Clove, Eucalyptus Radiata^, Helichrysum, Myrrh, Oregano, PanAway^, R.C.^, Slique Essence^m Thieves^, Thyme

用有機純植物底油或有機椰子油稀釋 50:50 塗在牙肉或牙齒周圍，每天 2-3 次 或

加入 5 滴可服食純有機植物油放進植物膠囊內 / 野蜂蜜每天服用 2-4 次

支持做牙科手術前後身心健康

建議程序：

1） 手術前 Peace & Calming^ / Stress Away^ / Tranquil^ / Surrender^ 舒緩心情；
2） 手術後順序用：Panaway^，Thieves^ 然後 Copaiba，全部 2 滴每天 4 次塗在下巴位置，再加 Lavender 舒緩一下；
3） Copaiba + 水用來嗽口，之後可吞落肚，每天 3 次；
4） 把 10 滴 Lemon + 8 滴 Mountain Savory^ + 3 滴 Oregano 或 12 滴 Thieves^ + 6 滴 Oregano + 2 滴 Frankincense 加入 5 滴可服食純有機植物油放進植物膠囊內 / 野蜂蜜每天服用 2-4 次，每 4 小時一次；
5） Trauma Life^ / Joy^ / Surrender^ / Peace & Calming^ 塗在面頰和下巴位置或用作擴香來安撫情緒。

^ YL 精油名稱

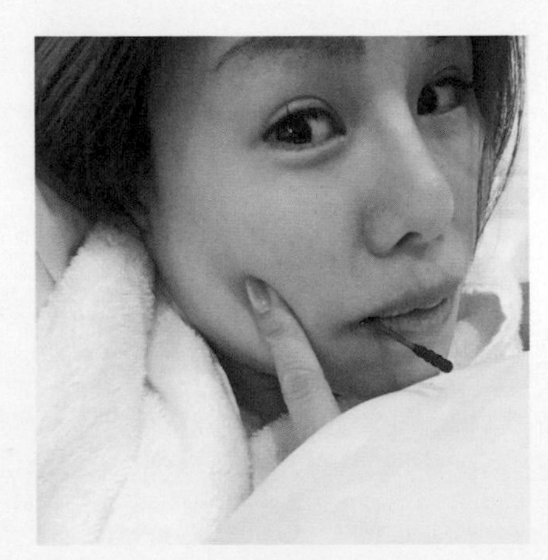

筆者含著沾滿了精油的棉簽支援牙齒痹痹的感覺。

The food you eat can be either the safest and most powerful form of medicine OR the slowest form of poison.

你吃的食物可以是最安全和最強的藥物，又或是慢性毒藥。

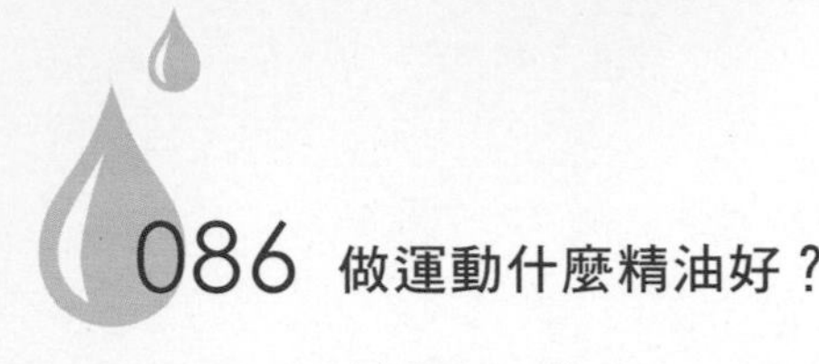

086 做運動什麼精油好？

製造自己的 Super Blend

筆者熱愛做 Gym，每天做前、期間和做完之後都是靠精油來支持肌肉，最愛是用 Aroma Siez^，Oola Fitness^，Highest Potential^ 和 Majoram。其實昨晚運動之後肌肉痠疼不一定是因為受傷，更多時候是因為運動後體內積聚了乳酸。

支持肌肉復原時間

建議精油：

Aroma Siez^, Black Pepper, Balsam Fir, Deep Relief^, En-R-Gee^, Eucalyptus Blue^, M-Grain^, Marjoram, Oola Fitness^, PanAway^, Peace & Calming^, Peppermint, Pine, Relax+, Stabalize+, Rosemary, Wintergreen

建議配方：

4 滴 Basil + 4 滴 Idaho Balsam Fir^ + 4 滴 Majoram + 2 滴 Rosemary 或

4 滴 Ginger + 5 滴 Pine + 4 滴 Rosemary + 1 滴 Vetiver

把以上配方一層一層按摩腳底反射區或塗在患處上 或

加入 4 滴純有機植物油放進滾筒瓶，隨時使用

鍛鍊肌肉按摩油

建議配方：

5 滴 Cypress + 8 滴 Elemi + 10 滴 Eucalyptus Blue^ + 5 滴 Helichrysum + 10 滴 Idaho Balsam Fir + 10 滴 Majoram + 5 滴 Peppermint + 8 滴 Vetiver + 4oz 有機純植物底油

或直接用 En-R-Gee^ + Oola Fitness^

另外筆者強烈推介喝 Ningxia Nitro^，它是一個天然有營養的增強 / 恢復體能飲品。喝了把疲勞減至最低外，運動時力的表現也超出平時水準！

+ green envee 精油名稱
^ YL 精油名稱

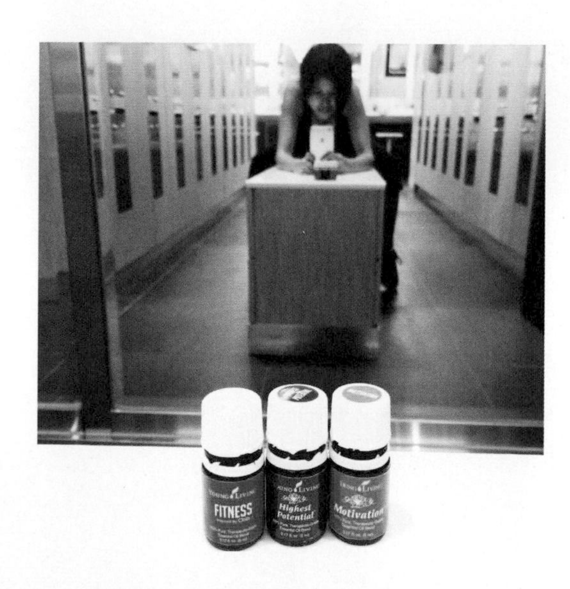

087 睡個美人覺用什麼精油好？

擴香支援退黑激素生長的精油最佳

從中醫觀點看，睡眠是陰陽氣血自然而有規律的結果，這種規律因體內臟腑氣血的失衡被打破，使心神不寧，引致睡眠障礙。一般入睡困難者，多屬有火；睡不安穩者，多屬虛實（人體正氣強弱和致病邪氣的盛衰）夾雜；睡而易醒者，多屬虛証（陽虛、陰虛、氣虛、血虛、津液虧虛、精髓虧虛、營虛、衛氣虛等，常為心脾兩虛；整夜不能睡者，可虛可實。長期慢性病者多有陰血不足。如果是急躁易怒，多為肝火內擾引致睡不好；遇事易驚，多夢易醒，多為心膽氣虛。

從西醫或自然療法角度看，Melatonin（褪黑激素）是支持身體回復優質睡眠的關鍵，如果人體能產生足夠的褪黑激素，睡眠時間不但可以增長，而且還可以保持較深層的第四期的 REM 深睡狀態。

建議精油：

Cedarwood, Dream Catcher^, Goldenrod, Hope^, Humility^, Lavender, Mandarin, Orange, Roman Chamomile, RutaVaLa^, Stress Away^, Surrender^, Tranquil^, Trauma Life^, Valerian

如長期受到睡眠問題困擾，可從能量層面和心理層面著手，做能量清洗和建議直接使用 Freedom Sleep™^ 和 Freedom Release™ ^。

^ YL 精油名稱

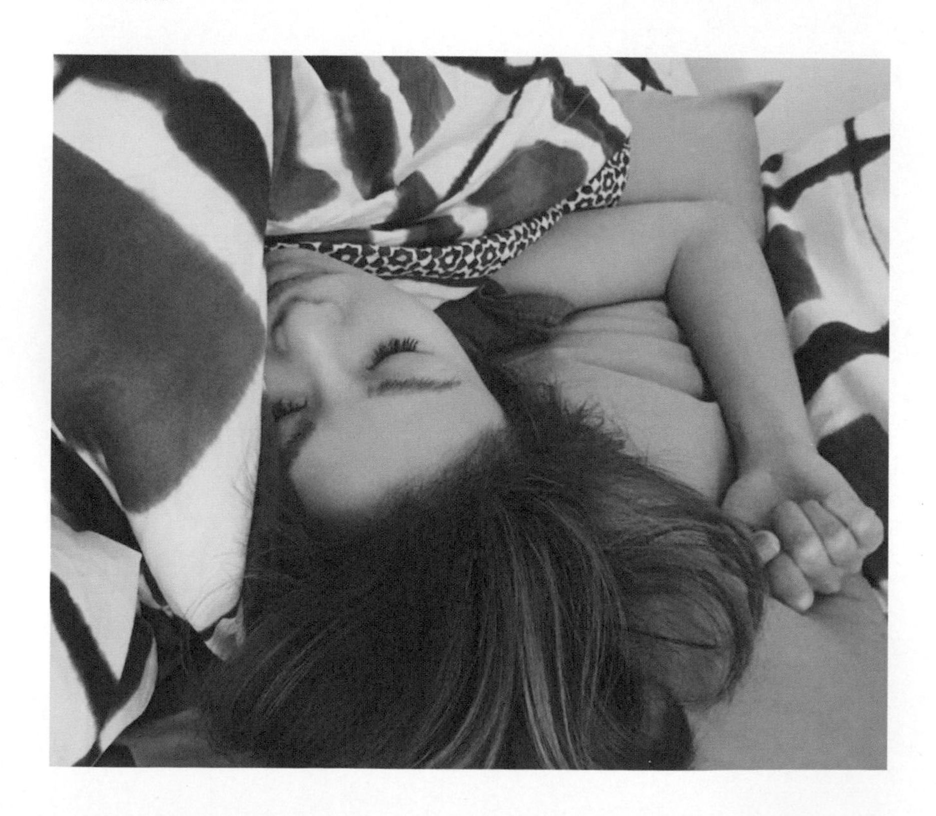

088 那些精油對護膚好？

天然美容聖品！

筆者研究天然美容多年，強烈推介把精油加入天然護膚品裡面一併使用，逆齡效果倍增！使用玫瑰精油當然是最方便有效，雖然價格較貴但真的物有所值。

保持皮膚彈性

建議精油配方：

（早）：3 滴 Tangerine + 3 滴 Cypress；

（晚）：8 滴 Patchouli + 5 滴 Cypress + 5 滴 Geranium +
1 滴 Royal Hawaiian Sandalwood^

或

10 滴 Helichrysum + 6 滴 Lavender + 8 滴 Lemongrass + 4 滴 Patchouli + 5 滴 Myrrh 加入 1oz 純有機植物油放進滾筒瓶，隨時使用

支持皮膚傷痕修復

建議精油配方：

3 滴 Frankincense / Sacred Frankincense^ + 3 滴 Royal Hawaiian Sandalwood^ + 2 滴 Spikenard + 1 滴 Vetiver

或

10 滴 Geranium + 8 滴 Helichrysum + 6 滴 Lavender + 4 滴 Patchouli

塑造童顏臉

建議精油配方：

6 滴 Frankincense / Sacred Frankincense^ + 4 滴 Geranium + 3 滴 Lavender + 5 滴 Royal Hawaiian Sandalwood^

淡化橙皮脂肪紋

建議精油：

Elemi, Frankincense / Sacred Frankincense^, Gentle Baby^, Geranium, Lavender, Myrrh, Sensation^, White Angelica^, Valor^

^ YL 精油名稱

089 精油可以做唇彩？

塗在嘴上，當然要是可食用的級數

在此書前文第 34 問「精油用的在化妝品安全嗎？」（參閱 pg.88）已解釋過化妝品有害成份以及 FDA（美國食品藥品監督管理局）對化妝品監控的灰色地帶。

要做到安全，當然是自己 DIY。Iris Li 老師教我做的唇彩，連色素都是不是添加劑，而是用天然植物製成的，而且做法非常簡單！

材料：

紫草山茶花油	3.6g（需自己浸泡）
蜜蠟	0.4g
療癒級 1 精油	1 滴

（足夠做 3 支 3g 唇彩）

製法：

1. 把紫草山茶花油放進可加熱的器皿內
2. 加入蜜蠟
3. 放在小電爐上加熱至成份溶掉
4. 器皿離開小電爐後待成份降溫至 50 度
5. 加入一滴療癒級精油
6. 放入唇彩旋轉筆內

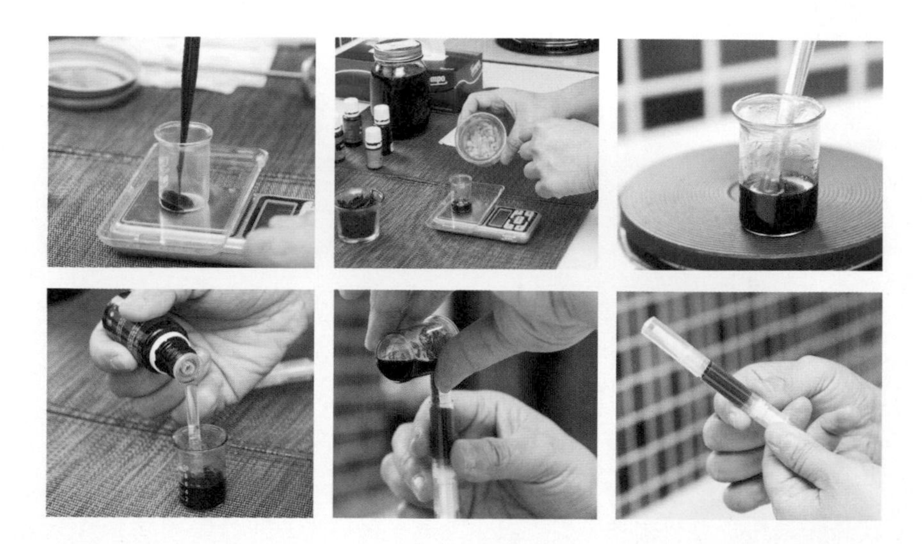

採用的療癒級數精油可以隨自己喜好選擇，也建議可用有效支持修復嘴唇的精油如：Clary Sage, Coriander, Geranium, German Chamomile, Grapefruit, Jasmine, Lavender, Lime, Rose, Orange, Peppermint, Roman Chamomile, Sandalwood, Rosemary, Ylang Yalng

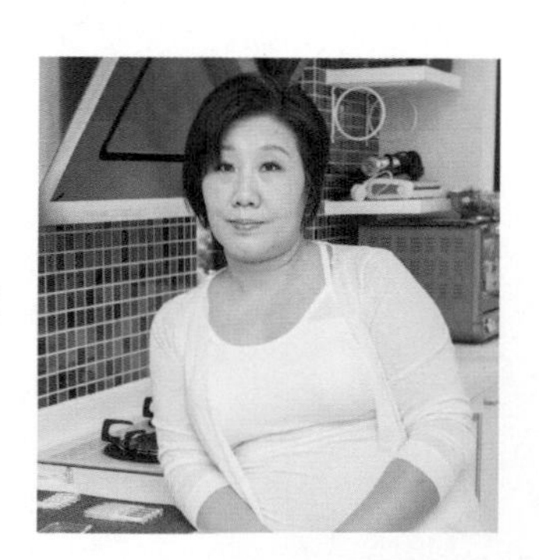

Iris 老師小檔案：

英國國際香薰治療師聯合會（IFA）註冊教師及成員

中國國家芳香保健師考評員

中國國家芳香保健師老師

090 嬰孩精油護理產品做什麼好？

爽身粉是首選

2015 年美國一名女子 Jackie Fox 因為、卵巢癌去世，家人相信其死亡跟使用強生爽身粉有關，故向美國密蘇里州法院入稟向強生索償，法院於 2016 年 2 月判決強生公司敗訴，需賠償死者家屬 7200 萬美元（約 5.6 億港元、22.4 億新台幣）！過往一直有不少研究報告指爽身粉內説含的滑石粉跟卵巢癌有關，而是次法院的裁定，是基於強生公司（Johson & Johson）早於數十年前已知道滑石粉有致癌的可能性，但截至現在仍沒有在產品上附有警告標籤提醒消費者有關風險，很明顯強生公司有意隱瞞產品含致癌物質，令使用者在不知道有可能危害健康的情況下使用。

爽身粉幾乎是嬰兒出生常用的護理產品，相信大家也不想由嬰孩一出生便毒害他們吧？Iris 老師教我做的爽身粉，是用玉米粉製成，好安全的啊！

材料：

玉米粉	15g
薄荷葉	0.5g
洋甘菊粉	1.5g
山茶花油	數滴
療癒級精油	數滴

（足夠做兩瓶 80ml 爽身粉）

製法：

1. 把所有成份逐一放進磨粉機
2. 待成份質感夠所需幼細度即成
3. 如要調教味道濃度可加入額外精油再打磨
4. 放入爽身粉瓶子

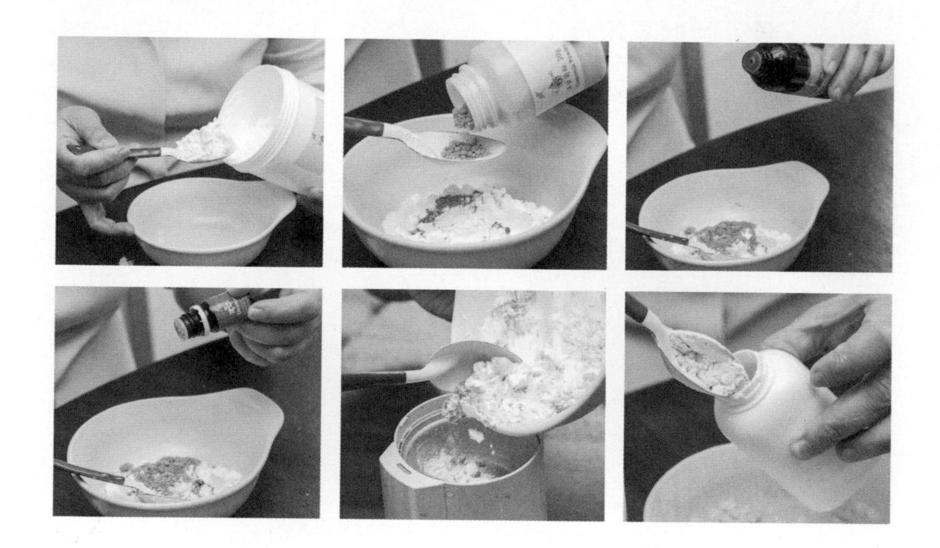

採用的療癒級數精油可以隨自己喜好選擇，也建議嬰孩皮膚的精油如：Dill, Lavender, Tea Tree, Melrose, Roman Chamomile, German Chamomile 等。

如要支持嬰孩心情，則可選擇：Dream Catcher^, Gentle Baby^, Owie^, Peace n Calming^, Sleepyize^

^ YL 精油名稱紅菜頭膠囊了！

091 精油浴鹽易做嗎？

容易到小孩也可 DIY！

筆者在 spa 買的精油浴鹽來自英國，500g 索價港幣 $650（約 2600 元新台幣）。Iris 老師教我做的，是在經濟實惠多了！

材料：

小蘇打	半份
愛生鹽	1 份
甘油	隨量
玫瑰果油	隨量
山茶花油	隨量
乾玫瑰花	隨量
療癒級精油	隨量

（足夠做約 300ml 浴鹽）

製法：

1. 把愛生鹽混入小蘇打
2. 加入甘油、玫瑰果油、山茶花油
3. 加入療癒級精油，份量可隨自己喜歡，由十數滴到數十滴都可以
4. 加入乾花時候攪勻
5. 放入存放器皿內

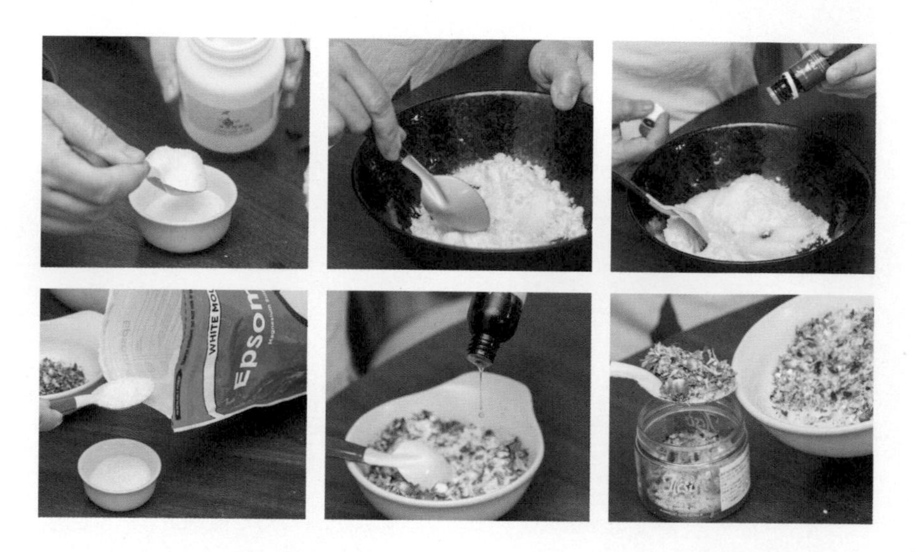

採用的療癒級數精油可以隨自己喜好選擇，也建用可支援放鬆身心的精油如：Clarity^, Cypress^, Dream Catcher^, Forgiving^, Rose, Geranium, Gratitude^, Harmony^, Humility^, Idaho Blue Spruce^, Lavender, Peace n Calming^, Surrender^, The Gift^

^ YL 精油名稱

Iris 老師小提示：
製作過程用油“隨量”的意思是要視乎個人喜好，因為有些人會喜歡比較乾身的浴鹽、有些則喜歡比較多精油成份的，因此彈性可以比較大啊！

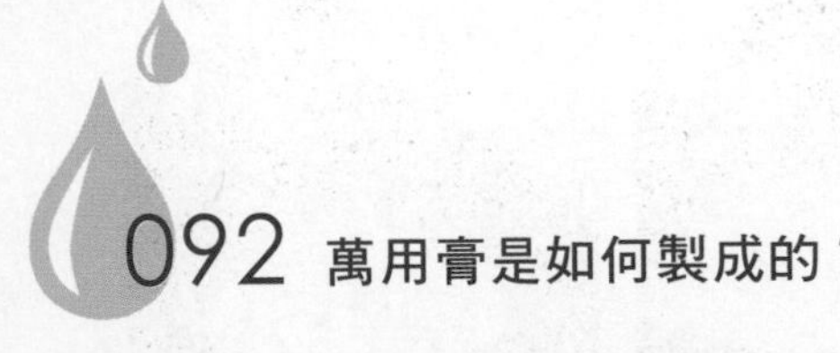

092 萬用膏是如何製成的？

6 個步驟，多種用法

「萬用膏」，單是名字已令人覺得總是要有一盒守門口才行。前幾年有一隻來自澳洲的 Lucas' Papaw 木瓜萬用膏，標榜自己成份天然、無香料、無毒及安全、澳洲國民必備美容藥妝聖品等等。2015 年，英國每日郵報報導，這個在團購網站賣到成行成市的木瓜萬用膏只含有 4% 木瓜 96% 凡士林（petroleum jelly / 石油凝膠）並刊登女化妝師 Wanda Waller 不建議用的評價。雖然該品牌再次澄清是採用不致癌、藥用級的 petroleum jelly，但石油製品就是石油製品，還是自己做的安全吧！

材料：

1. 乾薰衣草
2. 乾香茅葉
3. 乾檸檬草
4. 山茶花油
5. 蜜蠟
6. 療癒級精油

做法：

1. 先將適量乾薰衣草、乾香茅葉、乾檸檬草加入山茶花油浸泡成花油
2. 用 20g 的花油加入 6g 的蜜蠟
3. 放在小電爐上加熱至成份溶掉
4. 器皿離開小電爐後待成份降溫至 50 度
5. 加入約 4 滴療癒級數精油
6. 倒入盒子裡，放在陰涼處風乾

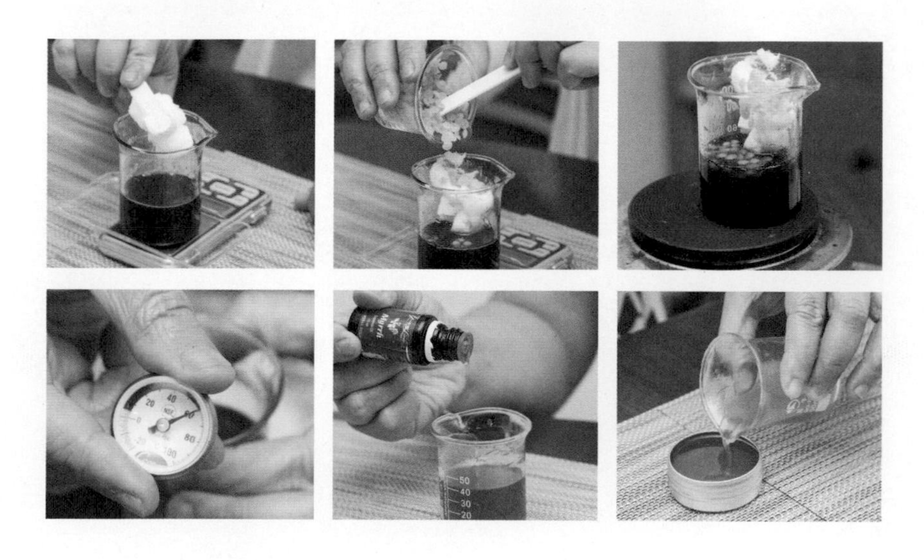

Iris 老師小提示：

所謂的「萬用膏」其實代表多功能，一般由蚊叮蟲咬、護唇、滋潤粗糙腳跟、舒緩勞損、支援輕微傷口、支援皮膚狀況、滋潤龜裂皮膚等都適合使用。

093 精油蠟燭能護膚？

歐洲很盛行的溫感護膚

風靡歐洲貴婦的溫感保養，是把植萃奢侈精油做成溫感蠟燭，原本又裂又起屑的全身老皮，撫上後馬上吸收出亮澤嫩膚，據說同時有助減淡皺紋，某西班牙品牌更獲得台灣人氣節目《康熙來來》重點介紹。

Iris 老師的溫感蠟燭也很容易做啊！

材料：

1. 山茶花油	3g
2. 玫瑰果油	3g
3. 太陽花油	3g
4. 蜜蠟	10g
5. 棉芯 / 棉線	隨量
6. 療癒級精油	隨量

做法：

1. 把山茶花油、玫瑰果油、太陽花油混在一起
2. 加入蜜蠟，如需要蠟燭質感硬一點，可調高份量
3. 放在小電爐上加熱至成份溶掉
4. 器皿離開小電爐後待成份降溫至 50 度
5. 加入約 4 滴療癒級數精油
6. 倒入已經放了棉芯 / 棉線的器皿裡，放在陰涼處風乾

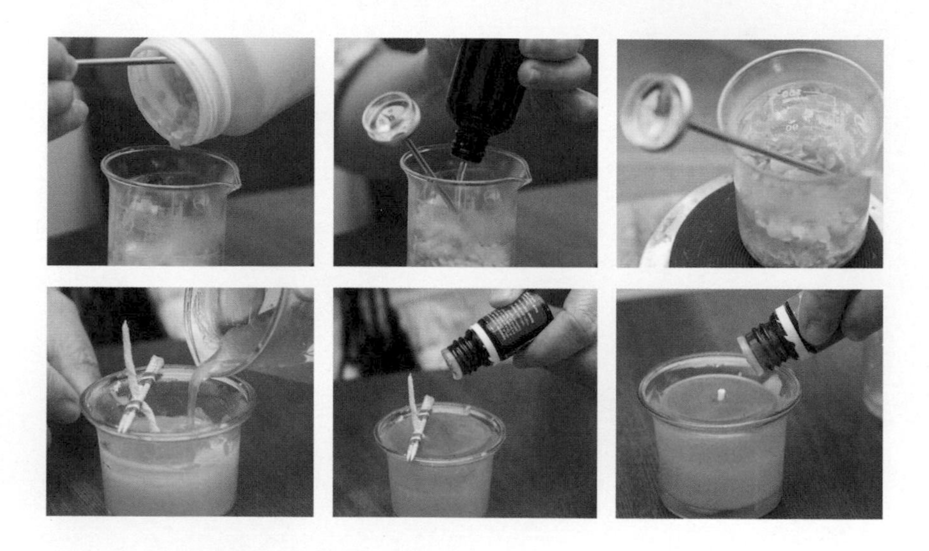

採用的療癒級數精油可以隨自己喜好選擇，也建用可支援放鬆身心的精油如：Aroma Seiz^, Cypress, Dream Catcher^, Forgiving^, Geranium, Gratitude^, Harmony^, Humility^, Idaho Blue Spruce^, Lavender, Majarom, Peace n Calming^, Rose, Sleepyize^, Surrender^, The Gift^, Ylang Ylang

^ YL 精油名稱

094 精油按摩油份量如何調配？

一般以精油份量不超過 3% 為準

材料：

1. 山茶花油	20g
2. 太陽花油	20g
3. 玫瑰果油	5g
4. 療癒級精油	1.35g / 20 滴

做法：

1. 山茶花油、太陽花油、玫瑰果油混在一起
2. 加入療癒級數精油（可以同時用幾種單方精油）
3. 倒入瓶子

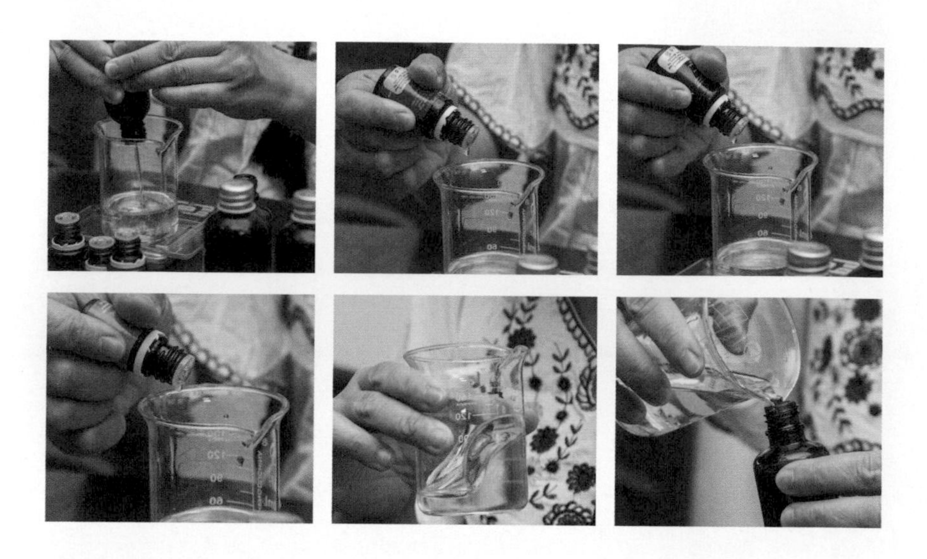

採用的療癒級數精油可以隨自己喜好選擇，也建用可支援放鬆身心的精油如：Aroma Seiz^, Citrus Fresh, Cypress, Dream Catcher^, Forgiving^, Geranium, Gratitude^, Harmony^, Humility^, Idaho Blue Spruce^, Lavender, Majarom, Peace n Calming^, Rose, Sleepyize^, Surrender^, The Gift^, Vetiver, Ylang Ylang

^ YL 精油名稱

Iris 老師小提示：

一般來說，精油份量應該保持在 3% 以內，以這個 recipe 45g 的油計算，3% 就是 1.35g 了。而 1ml 的份量約 20 滴精油，所以如果想方便，也可用滴數來計算。

095 精油可做家居清潔劑？

水龍頭和馬桶有救了！

精油的家居清潔劑不但去除污垢超強，還會留下很天然的芳香。如果馬桶會説話，它必定會跟你説聲「謝謝！」

材料：

1. 小蘇打	1 份
2. 檸檬酸粉	1 份
3. 療癒級精油	數滴 或
4. YL 家居清潔液	數滴

做法：

1. 把小蘇打及檸檬酸粉攪勻
2. 加入療癒級精油（清潔水龍頭及廚房）/
   YL 家居清潔液（清潔馬桶及浴缸）

採用的療癒級數精油可以隨自己喜好選擇，也建議用：Basil, Pine, Cinnamon Bark, Eucalyptus, Lemon, Oregano, Purification^, Tea Tree, Thieves^, 精油。

^ YL 精油名稱

096 精油做沙律？

泰式柚子大蝦沙律

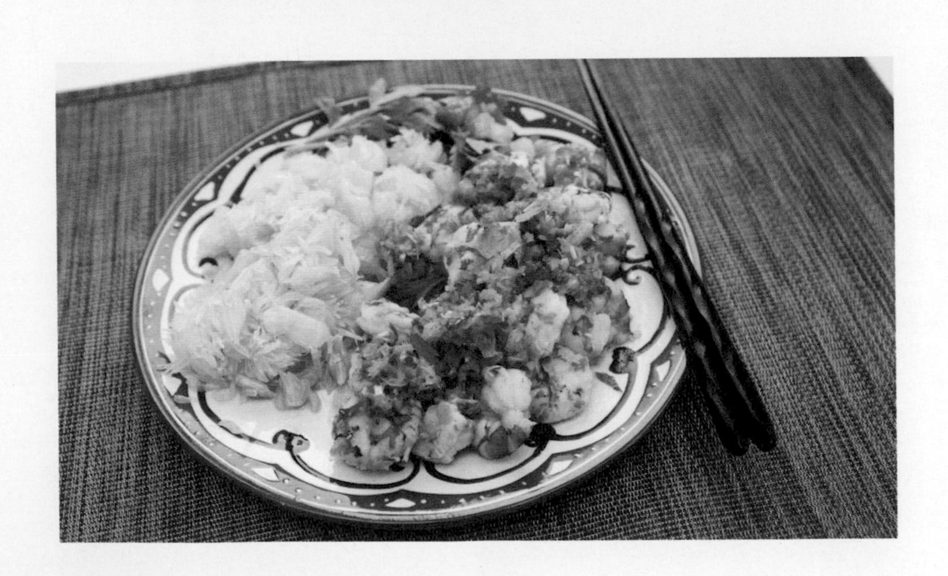

材料：

大蝦	1 磅（去殼）
柚子	1 個
青檸	2 個
香茅	3 條
紅燈籠椒	1 個（砌小粒）
青椒	1 個（砌小粒）
魚露	3-4 茶匙
糖	1 湯匙
鹽	1/2 茶匙
新鮮意大利羅勒	1/2 杯
新鮮泰式檸檬葉	1/2 杯
新鮮胡荽葉	1/2 杯
青檸精油^	4 滴

做法：

1. 先把大蝦在鹽水中煮熟，瀝乾水份後備用。
2. 青檸切開去核，再切成有 1/4 杯份量的小塊。
3. 將切好的青檸、香茅、紅椒、青椒、魚露、青檸精油，糖和鹽一起攪拌直到糖溶化。
4. 最後把蝦和醬汁混和，配上柚子然後灑上香草及蒜片。

^ YL Vitality 食用精油系列

少婦廚師 Lorna：

因為有熱誠而開始自己研究烹飪。為了理想，由專業金融理財顧問，轉職為培訓翻譯因此可以有更多時間進修和鑽研人工製的精緻蛋糕。雖是業餘，但她自家創立的 Lorna's Cakery 還是接訂單接到手軟。她最驚人的紀錄，是親手做一個 3D 蛋糕，坐 15 小時飛機到多倫多跟嫲嫲賀壽。

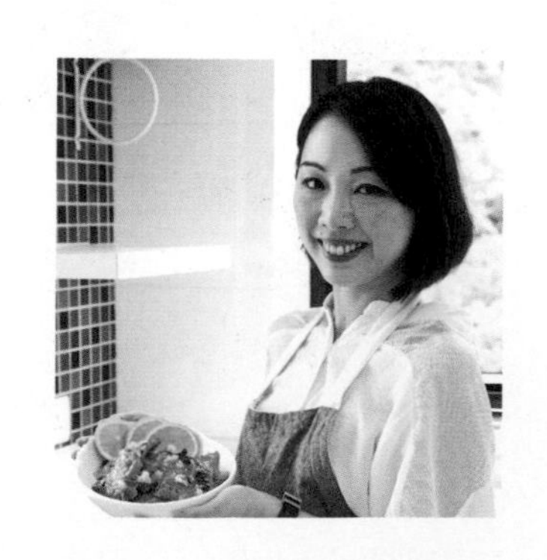

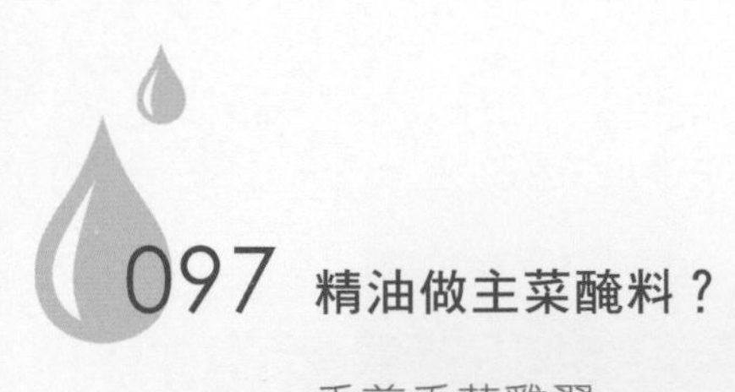

097 精油做主菜醃料？

香煎香茅雞翼

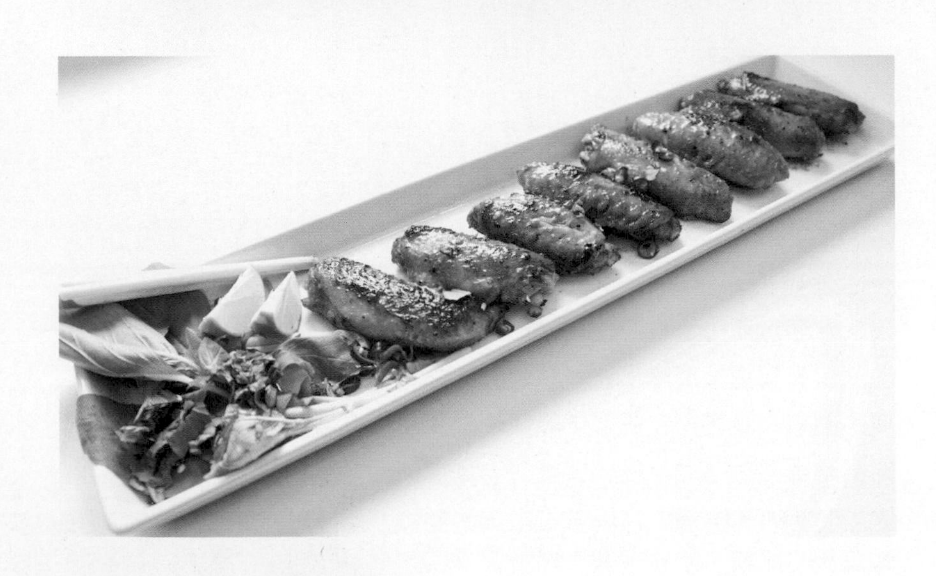

材料：

雞中翼	18 隻

醃料：

香茅	1 枝（用刀切段，拍扁）
檸檬葉	2 塊
蒜頭	2 瓣
薑茸	1 茶匙
蔥頭	1 粒
魚露	1 湯匙
青檸	1 個
蜜糖	1 湯匙
香茅精油^	4 滴

做法：

1. 將香茅，檸檬葉，蒜頭，薑茸，蔥頭切成茸，或將所有略切後一起放入攪拌機打爛成茸
2. 混合魚露，青檸汁，蜜糖，香茅精油 4 滴，加入已洗淨之雞翼，拌勻，醃至少 1 小時，備用
3. 燒熱油鑊，用中大火把雞翼煎至兩面金黃色，放入前將所有醃料撥清，每面煮約 3 分鐘，然後倒入 2-3 湯匙水，蓋上鑊蓋煮約 5-8 分鐘至雞翼全熟即可（用竹簽插入，如無血水流出即可）

Cooking Tips:

香茅只要白色部分，用刀拍扁，切碎。

^ YL Vitality 食用精油系列

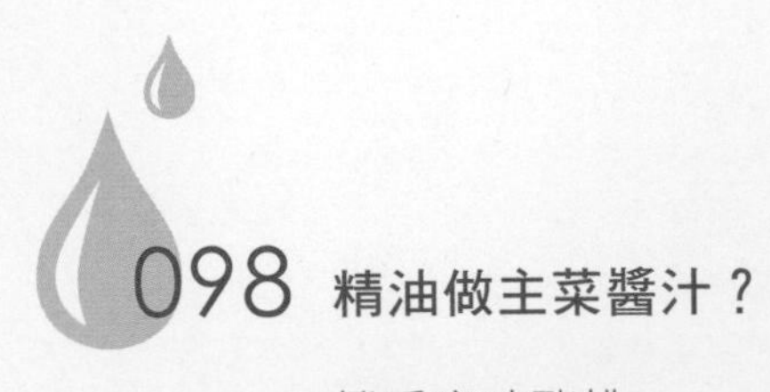

098 精油做主菜醬汁？

橙香蜜味豬排

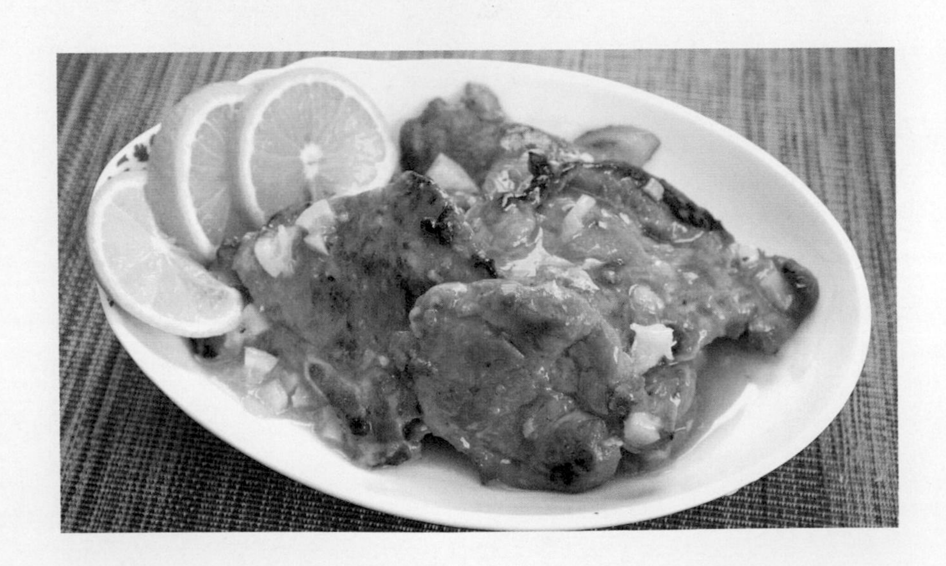

材料：

豬扒	5 塊
乾蔥頭	1 個

醃料：

生抽	60ml
蒜茸	2 湯匙
薑茸	2 湯匙
紹興酒	2 湯匙
生油	2 湯匙
蜜糖	2 湯匙
檸檬汁	1 湯匙

醬汁：

新鮮橙汁	1 個
吉士粉	2 湯匙
蜜糖	1/2 湯匙
鹽	少許
橙皮	少許
Citrus Fresh 精油^	2 滴

做法：

1. 先把醃好兩小時的豬排切成小件
2. 把豬排煎至 8 成熟，最後用大火逼油，備用
3. 熱油鍋，爆香乾蔥碎至金黃色
4. 加入調好的醬汁，中火煮至微滾收稠
5. 放入豬排炒 1-2 分鐘，撒上香草及橙皮即可

Cooking Tips:

用鬆肉鎚把豬排鎚鬆，醃料拌勻與豬排一起放入雙層食物袋中拌勻並擠出袋中的空氣，盡量令食物袋呈真空狀態（令豬排在加壓後均勻地吸收醃料），把袋口打結放置冰箱中醃製一日，燒烤或入焗爐烤焗均可。

^ YL Vitality 食用精油系列

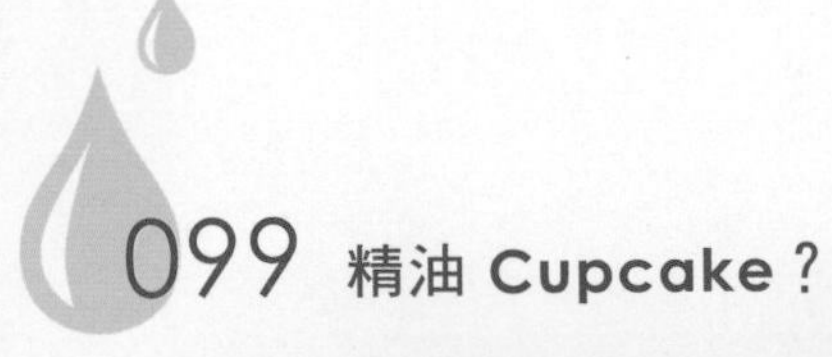

099 精油 Cupcake？

薰衣草藍莓 Cupcake

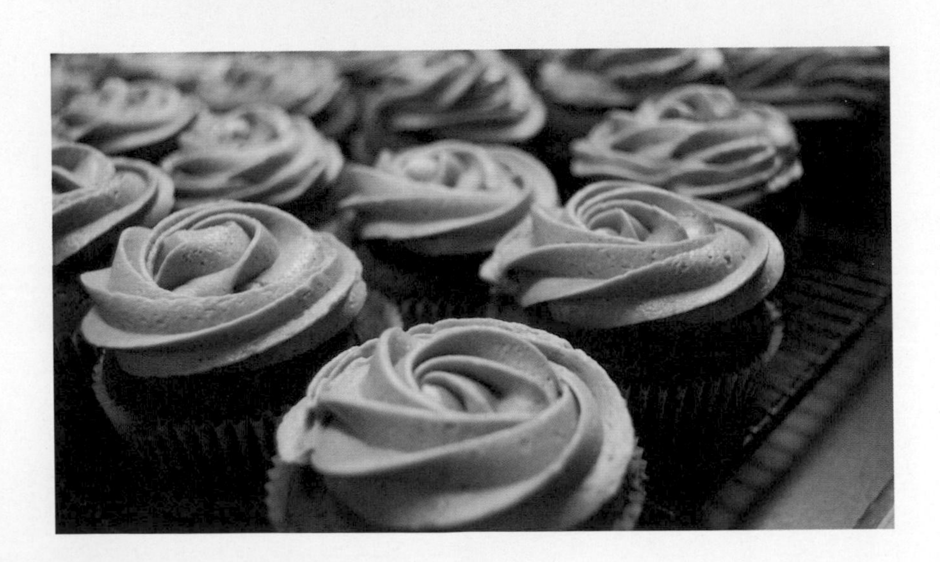

材料：

鷄蛋	兩隻約 60g（打散）
有鹽牛油	200g（先行融化）
糖霜	50g
低筋麵粉	200g
蘇打粉	1 茶匙
香蕉	3 隻（熟透的，用匙羹壓爛）
藍莓	50g（急凍或新鮮）
新鮮雲呢拿條	1 枝（用刀開半，刮出雲呢拿子備用。不選用也可以）
薰衣草精油^	4 滴

做法：

1. 預熱焗爐至 180 度
2. 牛油隔水加熱至融化，放涼後，將糖霜加入打發的牛油中拌勻
3. 室溫雞蛋打散。把蛋汁分三次加入打發的牛油中，每次完全混合
4. 熟香蕉用叉壓成香蕉泥混入蛋漿中，加入雲呢拿子，用膠刮或木匙拌勻
5. 把泡打粉加入篩過的低筋麵麵粉拌勻
6. 逐少把蛋汁混合物倒進麵粉混合物中間，用膠刮輕輕拌勻
7. 加入 4 滴薰衣草精油及藍莓輕輕拌勻
8. 倒進鬆餅（muffin）焗模約 7、8 成滿，焗約 15-20 分鐘（視乎焗爐的火力而定）

Cooking Tips:

焗爐中層放置焗鬆餅的焗架。下面多放一層架，置一半熱水的焗盤。這樣，焗盤中的水氣就會保持鬆餅濕潤。

^ YL Vitality 食用精油系列

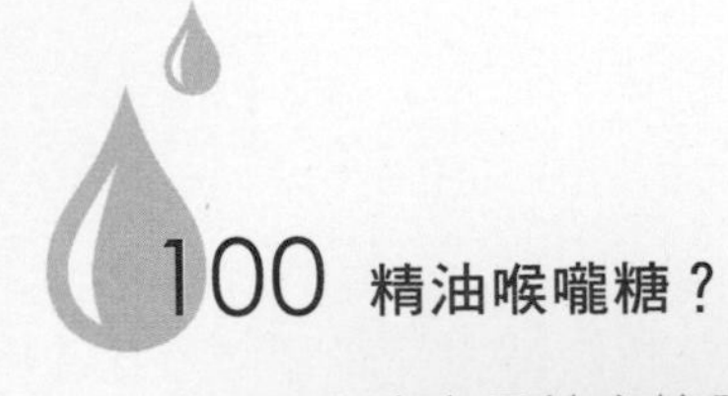

100 精油喉嚨糖？

史上最健康糖果

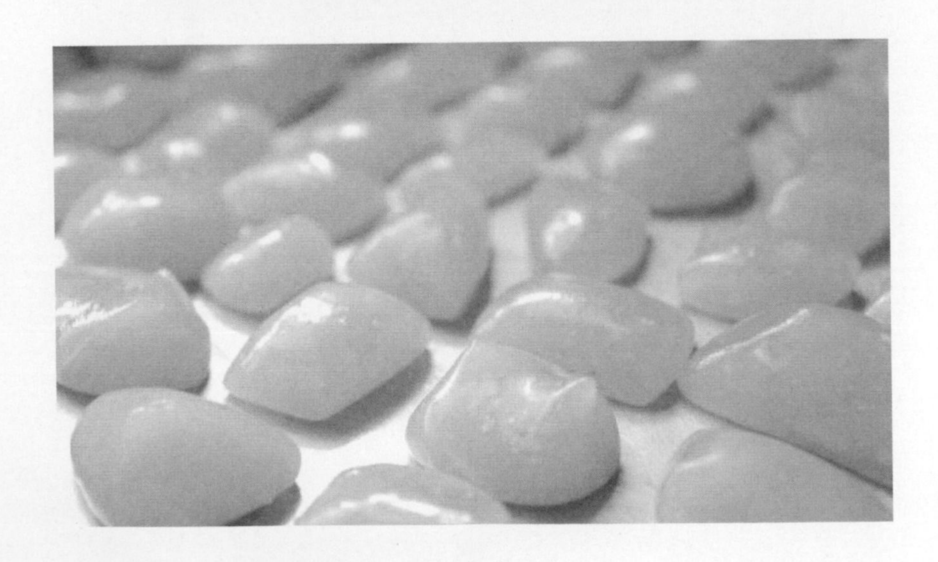

成份＊：
Citrus Fresh^ 精油
檸檬^ 精油
青檸^ 精油
橙^ 精油
柑^ 精油
Thieves^ 精油+
野蜂蜜

＊+ 除了 Thieves 精油外，其他選擇可以因應口味隨意配搭

做法：

1. 用中慢火把 1 杯野蜂蜜加熱到攝氏 300 度（需時約 20 分鐘），一邊煮一邊攪動
2. 蜜糖滾起可轉用慢火，如想泛起泡沫受到控制，可考慮加入一茶匙牛油（火路一定要小心控制否則蜜糖會燒焦）
3. 到 300 度後熄火，讓蜜糖冷卻數分鐘
4. 待蜜糖質感開始變厚但又未厚，馬上加入約 12 滴精油（可以單一味道，可以混合味道。例如：6 滴 Thieves，4 滴檸檬，2 滴 Eucalpytus Globulus）
5. 此時需要試味同時動作要快，如需要調教味道便繼續加入精油
6. 把變厚了的精油及蜜糖混合品放入糖果模具
7. 待冷卻後可食用

提示：

・如果廚房環境濕度較高，步驟 1，2 需要額外時間讓喉糖可硬身點
・確保用煮食溫度計
・蜜糖必須煮熱到 300 度
・由於太容易燒焦，火路控制要得宜

^ YL Vitality 食用精油系列

Reference

Chapter 01 - 精油品質疑慮篇

001 精油的療癒智慧：芳療科學深度之旅
Kurt Schnaubelt, Healing Intelligence of Essential Oils - The Science of Advanced Aromatherapy 2014

002 Wikipedia, search under Lavandula Angustifolia，台灣弘光科技大學化妝品應用系暨化妝品科技研究所 - 以四種指標成分辨識市售之五種薰衣草品種精油
https://www.facebook.com/SeedtoSealDr.ColeWoolley/posts/418903038309435?fref=nf

004 thePeppermintlounge,us - Complete Distillation vs. First Distillation, April 10, 2015

005 http://thepeppermintlounge.us/complete-distillation-vs-first-distillation-essential-oils/

006 Essential Oils desk reference sixth Edition. Life Science Publishing, 2014
http://www.docteurvalnet.com/hst_drvalnet_en.php
http://www.aromatherapynaturalhealing.com/history.html
香氣王國：精油健康療法（陳為聖）宇河文化出版有限公司 pg8-12

007 https://www.ams.usda.gov/sites/default/files/media/Labeling%20Organic%20Products%20Fact%20Sheet.pdf
http://www.dgaryyoung.com/blog/2014/more-on-young-living-research-departments/
http://www.dgaryyoung.com/blog/2014/what-our-scientists-do-part-two/
https://www.youtube.com/watch?v=ZZMHA0SbJKo&feature=youtu.be

008 http://heavenscenoils4u.com/articles/testing-standards-yl-essential-oils/
http://www.doterra.com/en/ourProducts/sourcing/testing
https://www.youtube.com/watch?v=Ke-zpAX6OGY&feature=youtu.be
https://www.facebook.com/SeedtoSealDr.ColeWoolley/

009 Gary Young, The Power of Genuine（Power Point presentation）, 2013 Young Living International Grand Convention；
http://yldist.com/jen4yleo/why-i-think-young-living-is-the-best/

010 Daniele Ryman, The Aromatherapy Handbook - The Secret Healing Power of Essential Oils, 2004 芳香精油治療百科
https://static.youngliving.com/en-US/PDFS/topical_and_oral_administration_safety_issues.pdf

011 http://roberttisserand.com/2013/02/lavender-oil-is-not-estrogenic/
http://www.nih.gov/news-events/news-releases/lavender-tea-tree-oils-may-cause-breast-growth-boys

012 http://aromanation.com/QandA.html#q1_11

014 http://younglivingcircle.com/pdfs/GRAS-Fact-Sheet-YLC.pdf,
Essential Oils Desk Reference 5th Edition page 150, Life Sciences Publishing, 2011
http://www.accessdata.fda.gov/scripts/cdrh/cfdocs/cfcfr/cfrsearch.cfm?fr=182.20

015 Linda Page, Linda Page's Healthy Healing A Guide to Self-Healing for Everyone 12th Edition（page 44）. Healthy Healing, Inc. 2004
http://www.theoildropper.com/why-use-essential-oils/,
Essential Oils Desk Reference 3rd Edition, Life Science Publishing,2004

016 https://www.liverx.net/2009/10/21/
動物性膠囊和素食膠囊的分別

017 http://www.enzymestuff.com/epsomsalts.htm

018 http://philipandmckenna.blogspot.hk/2014/04/why-there-is-no-expiration-date-on.html

019 WHO website
http://www.who.int/dg/speeches/2012/amr_20120314/en/
http://www.who.int/mediacentre/news/releases/2014/amr-report/en/
大紀元新聞網
http://www.epochtimes.com/b5/15/11/20/n4578254.htm
Sally C. Davies, Jonathan Grant, Mike Catchpole. The Drugs Don't Work: A Global Threat. Penguin Books, Ltd, 2013.
Gillian Tett, Can we avoid an antibiotic apocalypse? Financial Times, December 6, 2013

020 國立臺萬大學醫學院輻射醫院醫療體系全球資訊網
http://epaper.ntuh.gov.tw/health/201304/child_1.html
http://www.fhs.gov.hk/tc_chi/mulit_med/000018.html
香港特別行政區衛生署家庭健康服務網站視像資訊ー葡萄糖六磷酸去氫酵素缺乏症（G6PD 缺乏症）
Essential Oils Desk Reference 6th Edition, Life Science Publishing, 2014

022 http://hk.apple.nextmedia.com/news/art/20040218/3863139
http://www.cbsnews.com/videos/fda-warns-of-fatal-z-pack-side-effect/

024 Gentle Babies: Essential Oils and Natural Remedies for Pregnancy, Childbirth, Infants and Young Children： Debra Raybern, Healthy Homes, LLC, 2014）
http://news.now.com/home/local/player?newsId=13548
http://www.hk01.com/港聞/5137/-寨卡病毒-港府明商寨卡疫情-醫生籲孕婦天然油代蚊怕水

025 Gentle Babies: Essential Oils and Natural Remedies for Pregnancy, Childbirth, Infants and Young Children： Debra Raybern, Healthy Homes, LLC, 2014

026 Gentle Babies: Essential Oils and Natural Remedies for Pregnancy, Childbirth, Infants and Young Children： Debra Raybern, Healthy Homes, LLC, 2014
Essential Oils Desk Reference 6th Edition. Publisher: Life Science Publishing, 2014

033 Dr. David Stewart, The Chemistry of Essential Oils Made Simple
Essential Oil Safety, 2nd edition by Robert Tisserand and Rodney Young. Churchill Livingstone, 2014.
Clinical Aromatherapy: Essential Oils in Practice, 2nd edition by Jane Buckle. Churchill Livingstone, 2003.

034 羅怡情，『化妝品成分辭典』，聯經出版公司，2005/06/24
http://environmentaldefence.ca/report/report-heavy-metal-hazard-the-health-risks-of-hidden-heavy-metals-in-face-makeup/
http://environmentaldefence.ca/report/report-the-just-beautiful-heavy-metals-in-cosmetics-factsheet/

035 http://scdlifestyle.com/2010/04/phenols-and-salicylates-what-they-are-and-why-it-matters/<
EODR 6th edition
Essential Oil Safety, 2nd edition by Robert Tisserand and Rodney Young. Churchill Livingstone, 2014.
Clinical Aromatherapy: Essential Oils in Practice, 2nd edition by Jane Buckle. Churchill Livingstone, 2003.

036 http://www.enzymestuff.com/epsomsalts.htm

037 http://www.liveoakacupuncture.com/possible-allergic-essential-oils,oilygurus.com

039 Death by Medicine by by Gary Null, PhD; Carolyn Dean MD, ND; Martin Feldman, MD; Debora Rasio, MD; and Dorothy Smith, PhD
http://www.huffingtonpost.com/2013/09/02/beauty-products-toxic-ingredients_n_3855799.html
http://www.lesstoxicguide.ca/index.asp?fetch=personal
Heavy Metal Hazard - The Health Risks of Hidden Heavy Metal in Face Makeup May 2011
http://www.webdc.com/pdfs/deathbymedicine.pdf
http://www.dailymail.co.uk/femail/beauty/article-1229275/Revealed--515-chemicals-women-bodies-day.html
http://articles.mercola.com/sites/articles/archive/2015/05/13/toxic-chemicals-cosmetics.aspx

041 http://roberttisserand.com/essential-oils/

044 http://www.stopcancer.com/essential_oils_antioxidant.htm
Essential Oils Desk Reference 6th Edition, Life Science Publishing, 2014

Chapter 03 - 100% 療癒級精油與身心靈的關係

047 The Chemistry of Essential Oils Made Simple," by David Stewart

051 The Body Electric. Electromagnetism and the Foundation of Life: Robert O. Becker and Gary Selden. Morrow, New York 1985
http://rifevideos.com/dr_rifes_true_original_frequencies.html
https://zh.wikipedia.org/wiki/質能等價
http://pansci.asia/archives/32144

052 http://www.biospiritual-energy-healing.com/vibrational-frequency.html

053 http://www.expressionsofspirit.com/yoga/chakras.htm
http://www.chakras.info/chakras-glands/
http://www.healingfromtheheart.co.uk/69701.html

054 http://www.ucep.org.hk/cognition/influence.htm
http://big5.gov.cn/gate/big5/www.gov.cn/fwxx/kp/2008-03/25/content_927836.htm

055 Essential Oils desk Reference 6th Edition, Life Science Publishing, 2014

056 Power vs.Force: David R. Hawkins M.D. Ph.D. Hay House, 2002
Essential Oils Desk Reference 6th Edition, Life Science Publishing, 2014

Chapter 04 - Young Living 精油疑慮篇

058 http://www.fda.gov/iceci/enforcementactions/warningletters/2014/ucm416023.htm
https://www.businessforhome.org/2015/09/re-
call-the-fda-did-not-send-recently-a-warning-letter-to-doterra-and-young-living/
https://oilwellessentials4health.wordpress.com/tag/robert-tisserand/

059 https://oilwellessentials4health.wordpress.com/tag/robert-tisserand/

060 http://philipandmckenna.blogspot.hk/2014/04/why-there-is-no-expiration-date-on.html

061 https://www.youngliving.com/blog/how-to-use-essential-oils/
https://www.youngliving.com/blog/essential-oil-storage-the-basics/
http://philipandmckenna.blogspot.hk/2014/04/why-there-is-no-expiration-date-on.html

062 http://www.expressionsofspirit.com/yoga/chakras.htm
http://www.chakras.info/chakras-glands/
http://www.healingfromtheheart.co.uk/69701.html

065 The Secret, Rhonda Byrne. Atria Books, New York. 2006

070 http://www.doterra.com/en/ourCompany/aboutUs/ourStory
https://www.bbb.org/globalassets/bbb-business-partner-code.pdf
http://www.bbb.org/utah/business-reviews/oils-essential/doterra-in-pleasant-grove-ut-22243412
http://www.bbb.org/utah/business-reviews/cosmetics-and-perfumes-retail/young-living-essential-oils-lc-in-lehi-ut-2001762
http://www.doterra.com/en/ourProducts/sourcing/testing
http://www.dgaryyoung.com/blog/2014/more-on-young-living-research-departments/
http://www.dgaryyoung.com/blog/2014/what-our-scientists-do-part-two/
https://www.youtube.com/watch?v=ZZMHA0SbJKo&feature=youtu.be

Chapter 05 - 常用精油 DIY Recipes

071 http://www.ncbi.nlm.nih.gov/pubmed/10703468
Effect of thyme oil and thymol dietary supplementation on the antioxidant status and fatty acid composition of the ageing rat brain. Youdim K A, et al. British Journal of Nutrition.
2000 Jan;83（1）:87-93.
http://www.ncbi.nlm.nih.gov/pmc/articles/PMC3700080/
Effects of inhaled rosemary essential oil on subjective feelings inactivities of nervous system. Sayorwan W, et al. Sci Pharm. 2013 Jun; 81（2）:531-42.
http://www.ncbi.nlm.nih.gov/pubmed/23738468
Effect on emotional behavior & stress by inhalation of the essential oil from Chamaecyparis obtusa. Kasuya H., et al. Nat Prod Commun. 2013 8（4）:515-8

072 http://www.ncbi.nlm.nih.gov/pubmed/23140115
Effect of inhaled essential oils on mental exhaustion & moderate burnout: a small pilot study. Varney E, & Buckle J. 2013. J Altern Complement Med 19（1）:69-71.
http://www.ncbi.nlm.nih.gov/pubmed/23124250
Volatiles emitted from roots of Vetiveria zizanioides suppress decline in attention during visual display terminal task. Matsubara E, et al. 2012. Biomed Res 33（5）:299-308.
http://www.medicaldaily.com/rosemary-oil-health-bene-fit-smell-boosts-prospective-memory-244967
Rosemary Oil Health Benefit: Smell Boosts Prospective Memory. Siddique, Ashik. Medical Daily, April 9 2013.
http://www.ncbi.nlm.nih.gov/pubmed/10069621
Aromatherapy positively affects mood, EEG patterns of alertness and math computations. Diego M.A., et al. Int J Neurosci. 1998;（9）:217-24.

073 'Essential Oils Desk Reference'（2014 6th edition）by Life Science Publishing page 597

074 'Essential Oils Desk Reference'（2014 6th edition）by Life Science Publishing page 664
http://www.euyansang.com.hk/zh_HK/中醫角度闡釋傷風感冒/eysimmunity9.html

http://www.euyansang.com.hk/zh_HK/舒緩喉痛/eysimmunity13.html

076 Sfeir J, Lefrançois C, Baudoux D, Derbré S, Licznar P. In Vitro Antibacterial Activity of Essential Oils against Streptococcus pyogenes. Evid Based Complement Alternat Med. 2013;2013:269161.
Fadli M, Saad A, Sayadi S, Chevalier J, Mezrioui NE, Pagès JM, Hassani L. Antibacterial activity of Thymus maroccanus and Thymus broussonetii essential oils against nosocomial infection – bacteria and their synergistic potential with antibiotics. Phytomedicine.
2012 Mar 15;19（5）:464-71.
Nkang AO, Okonko IO, Fowotade A, Udeze AO, Ogunnusi TA, Fajobi EA, Adewale OG, Mejeha OK. Antibiotics susceptibility profiles of bacteria from clinical samples in Calabar, Nigeria. Jnl Bacter. 2009 Nov 1（8）:089-096.

077 http://www.euyansang.com.hk/zh_HK/中醫角度闡釋咳嗽/eysimmunity11.html

078 http://www.mohw.gov.tw/news/571754179
http://www.squina-ehc.com/en/health-messages/health-column/238-238
Chen CJ, Kumar KJ, Chen YT, Tsao NW, Chien SC, Chang ST, Chu FH, Wang SY. Effect of Hinoki and Meniki Essential Oils on Human Autonomic Nervous System Activity and Mood States. Nat Prod Commun. 2015 Jul;10（7）:1305-8.
An BS, Kang JH, Yang H, Jung EM, Kang HS, Choi IG, Park MJ, Jeung EB. Anti-inflammatory effects of essential oils from Chamaecyparis obtusa via the cyclooxygenase-2 pathway in rats. Mol Med Rep. 2013 Jul;8（1）:255-9. doi: 10.3892/mmr.2013.1459.
Chen YJ, Lin CY, Cheng SS, Chang ST. Phylogenetic relationships of the genus Chamaecyparis inferred from leaf essential oil. Chem Biodivers. 2011 Jun;8（6）:1083-97.

082 http://www.shen-nong.com/chi/principles/kidneyyinyang.html

090 http://www.usatoday.com/story/money/nation-now/2016/02/24/-johnson-johnson-lawsuit-baby-powder-talcum-ovarian-cancer-link/80845030/

092 http://www.dailymail.co.uk/femail/article-3184675/Lucas-Papaw-Ointment-labelled-expensive-Vaseline.html

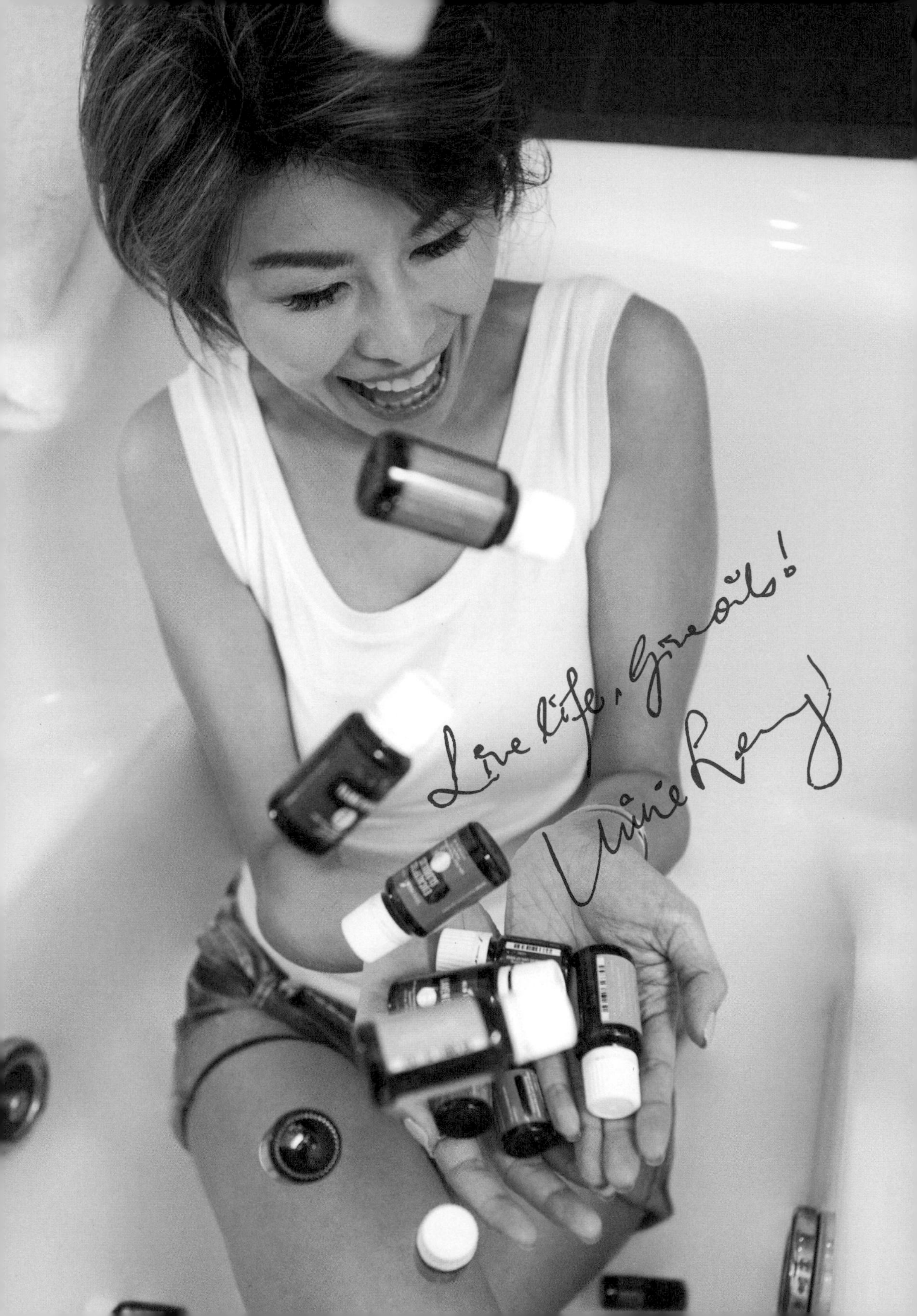
Live life, give oils!

You can't control how other people feel about your oils. You can only control your reactions to them.

你不能控制別人如何看待你的精油。你只能夠控制自己對他們的反應而已。

If it doesn't nourish you soul, get rid of it.

如果它不能滋潤你的靈魂，丟掉它吧。

KEEP
CALM
AND
KEEP
OILING